RECHERCHES CLINIQUES ET EXPÉRIMENTALES

SUR LES

ALTÉRATIONS DU SANG

DANS L'URÉMIE

ET SUR LA

PATHOGÉNIE DES ACCIDENTS URÉMIQUES

DE LA RESPIRATION DE CHEYNE-STOKES DANS L'URÉMIE

PAR

Le Dr Paul CUFFER,
Interne lauréat des hôpitaux (1er interne 1873), Médaille d'argent, 1876,
Médaille d'or 1877,
Membre de la Société anatomique et de la Société clinique de Paris.

PARIS
LIBRAIRIE J.-B. BAILLIÈRE ET FILS
19, rue Hautefeuille, près le boulevard St-Germain

1878

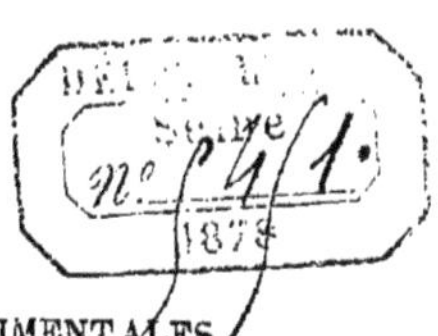

RECHERCHES CLINIQUES ET EXPÉRIMENTALES

SUR LES

ALTÉRATIONS DU SANG DANS L'URÉMIE

ET SUR LA

Pathogénie des Accidents Urémiques

DE LA RESPIRATION DE CHEYNE-STOKES DANS L'URÉMIE

RECHERCHES CLINIQUES ET EXPÉRIMENTALES

SUR LES

ALTÉRATIONS DU SANG DANS L'URÉMIE

ET SUR LA

PATHOGÉNIE DES ACCIDENTS URÉMIQUES

DE LA RESPIRATION DE CHEYNE-STOKES DANS L'URÉMIE

PAR

Paul CUFFER,
Interne lauréat des hôpitaux (1er interne 1873), Médaille d'argent, 1876,
Médaille d'or 1877,
Membre de la Société anatomique et de la Société clinique de Paris.

PARIS
LIBRAIRIE J.-B. BAILLIÈRE ET FILS
19, rue Hautefeuille, près le boulevard St-Germain

1878

A LA MÉMOIRE DE MON PÈRE

LE DOCTEUR Jules CUFFER

DIVISION DU SUJET

RECHERCHES CLINIQUES ET EXPÉRIMENTALES

SUR LES

ALTÉRATIONS DU SANG DANS L'URÉMIE

ET SUR LA

PATHOGÉNIE DES ACCIDENTS URÉMIQUES

DE LA RESPIRATION DE CHEYNE-STOKES DANS L'URÉMIE

CHAPITRE PREMIER.

ALTÉRATIONS DU SANG DANS LE MAL DE BRIGHT, DANS L'URÉMIE. — ACTION DESTRUCTIVE DU CARBONATE D'AMMONIAQUE, DE LA CRÉATINE. — ACTION DE L'URÉE. — EXPÉRIENCES.

Si l'on parcourt les travaux des auteurs qui ont écrit sur l'urémie, on ne trouve pas de renseignements sur l'état des globules sanguins, non plus que sur la propriété d'absorption du sang pour l'oxygène dans le cours du mal de Bright.

Ces deux points nous paraissent cependant de la plus haute importance et même absolument indispensables quand on veut pénétrer plus avant dans l'étude pathogénique de certains accidents dits urémiques. Il s'en faut cependant de beaucoup que l'on n'ait fait des travaux sur le sang des urémiques, mais jusqu'à présent nous n'avons vu signalée nulle part l'interprétation des accidents urémiques basée sur l'état des globules sanguins, et leurs propriétés à l'état morbide dans le mal de Bright. Nous avons donc entrepris de refaire, dans un autre but que celui des auteurs qui ont écrit sur l'urémie, un certain nombre d'expériences destinées d'abord à faire connaître plus en détail l'altération du sang dans cette maladie, et pouvant ensuite par là même nous permettre d'interpréter d'une autre façon les troubles rattachés autrefois directement à l'urémie et en particulier les troubles respiratoires dans leurs diverses formes.

Voici quelle a été la direction de nos recherches sur ce sujet :

Nous avons d'abord examiné l'état des globules sanguins chez des malades atteints de mal de Bright interstitiel ; puis nous avons cherché à reproduire les altérations que nous avons constatées cliniquement pour ainsi dire, en faisant des expériences sur les animaux. Ces expériences avaient un double but, le premier, de reproduire les troubles respiratoires indiqués plus haut, et de les rendre évidents par la méthode graphique afin de les mieux interpréter (ce point fera l'objet du chapitre suivant); le second, qui nous occupe spécialement en ce moment, de voir la nature des altérations du sang qui avaient produit ces accidents. Pour ces dernières recherches, nous avons aussi fait des expériences, *in vitro*, afin de voir l'effet direct produit sur le sang par chacune des substances expérimentées.

Les expériences que nous avons faites ont été les suivantes :

1° *Injections d'urée.*

2° *Injections de carbonate d'ammoniaque.*

3° *Injections de créatine.*

Nous avons, dans toutes ces expériences, examiné le sang à plusieurs points de vue : Etat des globules sanguins, leur nombre, etc., leur degré d'absoption pour l'oxygène, avant et après l'expérience.

Les mêmes principes toxiques ont été ensuite mélangés directement avec du sang dans un flacon. Ce sang modifié par ces divers procédés a été également examiné avant et après, et au point de vue des résultats énoncés plus haut.

Nous n'avons pas le but de refaire une histoire complète des altérations du sang dans les néphrites, un certain nombre sont connues, depuis assez longtemps déjà ainsi que nous l'avons dit plus haut; cependant pour bien montrer la lacune considérable suivant nous, qu'il reste à combler (mais que nous n'avons pas la prétention d'avoir résolue complètement, nous nous hâtons de le dire), il nous semble indispensable de présenter un résumé succinct des découvertes faites jusqu'à présent. Nous exposerons ensuite le résultat de nos recherches.

Il paraît résulter des recherches de Christison, F. Simon, Andral et Gavarret, que dans le *rein granulé* la proportion des globules rouges du sang diminue notablement et que la densité du sérum au lieu d'atteindre 1,029 et 1,031 dépasse rarement 1,022. Cette diminution de densité est surtout l'effet de la déperdition de l'albumine (?), car la proportion des sels du sérum reste normale si elle n'est augmentée. (Schmidt.) (1)

Les principes excrémentitiels ou matières extractives ont été constatées en excès dans le sang des albuminuriques par Schottin, Scherer, Hoppe, Chalvet, qui leur font jouer le principal rôle dans la production des accidents dits urémiques, contrairement à d'autres auteurs qui rattachent ces accidents à un excès d'ammoniaque.

Tandis que le contenu normal du sang en *urée* est, d'après Picard, de 0,016 p. 100, le même auteur l'a trouvé de 0,07 à 0,84 p. 100, dans la néphrite diffuse. D'un autre côté, l'acide urique paraît bien s'accumuler dans ce liquide, si on en juge par l'infiltration uratique qui a lieu dans les cartilages et dans certains tissus fibreux chez la plupart des individus atteints de néphrite scléreuse généralisée. La créatine a peu appelé l'attention, et cependant elle n'est pas sans jouer un rôle important, si l'on s'en rapporte à ce qui arrive après l'extirpation des reins chez les animaux.

(1) La plupart de ces expériences ont été faites avec mon ami P. Regnard, préparateur du cours de physiologie à la Sorbonne.

C'est cette altération du sang et probablement l'action irritante des sels ammoniacaux produits par *la décomposition de l'urée non excrétée* qui déterminent les troubles de la peau, des viscères ; *ce serait le carbonate d'ammoniaque :* (Dict. Dechambre, art. Reins.)

Les troubles fonctionnels, dans la néphrite interstitielle sont dus à l'actions de l'urée, de l'ammoniaque, ou des matières extractives contenues dans le sang.

D'après Grégory, Wilson, Basham, ce serait l'urée. Mais les observations de O. Rees, Christison, Babington, montrent que ces accidents peuvent manquer, bien que le sang soit chargé d'urée. D'autre part Parkes, Schottin et Mosler ont vu survenir les accidents dits urémiques bien que l'urée ne fût dans le sang qu'en proportion minime, et même bien qu'elle fût en moindre quantité qu'à l'état normal (Wurtz, Berthelot).

Un fait expérimental qui vient à l'appui de cette opinion, c'est que chez les animaux, l'urée introduite expérimentalement dans le sang ne produit aucun des smptômes caractéristiques de l'urémie. (Segalas, Treitz, Zalesky.) Mais. d'après Frerichs, ces accidents pourraient bien résulter de l'action du carbonate d'ammoniaque formé de toutes pièces dans le sang (opinion qui a pour elle, suivant nous, de grandes chances de vérité); cependant on n'en trouve, il est vrai, que des traces dans le sang et cette faible quantité de carbonate d'ammoniaque ne peut, suivant Cl. Bernard, Richardson, avoir de fâcheuse influence puis qu'il s'y rencontre également à l'état physiologique.

Il est certain toutefois qu'il y a une grande quantité de carbonate d'ammoniaque dans un grand nombre de cas. L'odeur répandue par le malade, l'expérience de la baguette de verre trempée dans l'acide chlorhydrique, mise au-devant de la bouche du malade, couverte bientôt de vapeur blanche, en font foi.

Schottin prétend que les accidents dus au carbonate d'ammoniaque tiennent simplement à ce que l'ammoniaque est une substance très-différente des éléments normaux du sang. Il dit en outre que l'urée ne peut pas se transformer dans le torrent circulatoire en carbonate d'ammoniaque. Ce fait semble controuvé puisque le carbonate d'ammoniaque s'y trouve à l'état normal.

Du reste, voici ce qui nous paraît devoir éclaircir un peu cette question : le carbonate d'ammoniaque peut se former par combinaison directe de l'acide carbonique et de l'ammoniaque.

Dans l'organisme, ces éléments sont en présence, mais à l'état normal le carbonate d'ammoniaque ne se forme qu'en très-petite quantité ; l'élimination de l'eau empêche cette combinaison et c'est de l'urée qui se forme. Mais il peut se faire que dans les cas où l'urée n'est pas formée (affection du foie), ou n'est pas excrétée (affection du rein), le dédoublement ne s'opère pas et que ce soit le carbonate d'ammoniaque qui se produise.

« L'oxygène du sang artériel, dit M. Dumas, en passant par les capillaires, y détruit, par une véritable combustion, les tissus devenus impropres à la vie ; le carbone et l'hydrogène de ces tissus tendent, au moins en partie, à se transformer en acide carbonique et en eau pour être rejetés par les poumons.

Mais, quelle forme prendra l'azote? La combinaison la plus simple qu'il pourrait former serait l'ammoniaque. Mais, dans l'économie, ce corps est modifié, l'ammoniaque se met en rapport avec l'acide carbonique, les éléments de l'eau sont éliminés, et au lieu de carbonate d'ammoniaque, c'est de l'urée, diamide carbonique, qui se forme. »

Mais nous dirons, comme précédemment, si cette urée ne se forme pas ou est retenue dans le sang, les éléments de l'eau restent en présence de l'acide carbonique et de l'ammoniaque, et c'est du carbonate d'ammoniaque qui se forme.

Il peut donc se former du carbonate d'ammoniaque dans le sang, dans le cours des néphrites : si nous y ajoutons la rétention des matières extractives, comme la créatine, la créatinine, nous voyons que le sang est chargé de principes toxiques.

Telles sont les données acquises jusqu'à présent sur les altérations du sang dans la néphrite interstitielle en particulier.

Mais, *comment ces principes toxiques peuvent-ils déterminer des accidents?* Nous ne pensons pas que ce soit directement qu'ils produisent ces troubles. Nous croyons plutôt que c'est en altérant, d'une manière spéciale, les globules sanguins qu'ils amènent ces résultats. Nous verrons dans le chapitre II par quel mécanisme les globules sanguins, ainsi altérés, déterminent ces troubles fonctionnels.

Ce sont ces altérations globulaires que nous avons trouvées et que nous avons pu reproduire, que nous allons maintenant exposer.

INJECTIONS D'URÉE.

Expérience du 22 février 1877 : C'est sur le lapin que nous avons expérimenté ; en effet, le chien ne peut servir pour ce genre de recherches, le sang de cet animal contient, à l'état normal, beaucoup d'urée, et il est difficile d'obtenir *a priori* des résultats. Le lapin se prête, au contraire, plus facilement à cette expérience.

J'ai examiné le sang de l'animal avant l'injection d'urée et j'ai trouvé comme nombre des globules sanguins : 4,500,000. J'ai fait plusieurs numérations qui m'ont donné le même chiffre.

(Je dirai, dès à présent, que presque toutes mes numérations ont été faites avec l'hématimètre de Hayem). J'ai alors injecté une solution de 10 grammes d'urée dans la veine jugulaire gauche du lapin, en plusieurs fois, bien entendu, afin de ne pas provoquer de troubles immédiats dus à une augmentation brusque de la quantité du liquide contenue dans le système vasculaire.

Je n'ai constaté aucun trouble fonctionnel à la suite de mes injections ; la respiration était restée la même qu'avant l'expérience ; pas de convulsions.

Ayant constaté une absence complète d'accidents, j'ai procédé au bout de deux heures environ à l'examen du sang.

Or, j'ai trouvé 4,450,000 globules, ce qui peut être considéré comme le même chiffre qu'avant l'injection. De plus, la capacité d'absorption du sang pour l'oxygène se trouva absolument la même avant et après l'expérience. Les globules sanguins avaient conservé leur forme, leur volume, leur coloration.

En somme, je n'ai noté aucune différence ni dans l'habitus extérieur de l'animal, ni dans l'état de son sang après injection de ces 10 grammes d'urée.

2e *expérience*, 26 février 1877. — Cependant, j'ai voulu expérimenter les effets de l'injection d'urée sur le chien afin de contrôler les résultats obtenus depuis longtemps déjà. J'ai injecté, par la veine fémorale droite d'un chien de moyenne taille, une solution de 20 grammes d'urée. Je n'ai observé aucune modification dans la manière d'être de ce chien. L'examen du sang, avant et après l'injection, me donna également les mêmes résultats.

De ces deux expériences, nous pouvons conclure que les injections d'urée, même en quantité très-notable, ne modifient en rien les fonctions de l'animal expérimenté, et que, de plus, elles n'altèrent en quoi que ce soit le liquide sanguin.

Nous allons voir maintenant que le résulat a été bien différent après injection de carbonate d'ammoniaque et de créatine.

INJECTIONS DE CARBONATE D'AMMONIAQUE.

Sur un chien de forte taille, j'ai injecté une solution d'eau avec 8 grammes de carbonate d'ammoniaque. Avant l'injection j'ai examiné le sang de l'animal. J'ai d'abord fait la numération des globules et j'ai trouvé une moyenne de 4,700,000 globules.

J'ai ensuite tiré de la veine fémorale 33 centimètres cubes de sang, et j'ai cherché quelle quantité d'oxygène pouvait fixer ce sang après l'avoir défibriné. Voici comment j'ai opéré : J'ai agité pendant quelques minutes ces 33 centimètres cubes de sang dans un flacon. Au bout de peu de temps, le sang, de noir qu'il était, est devenu rouge, rutilant du fait de l'absorption de l'oxygène de l'air contenu dans le vase. J'ai alors fait l'analyse des gaz de ce sang *au moyen de la pompe de Grehant* (c'est, d'ailleurs, par ce procédé que j'ai fait toutes mes analyses de gaz du sang). J'ai trouvé comme résultat que le sang normal de ce chien contenait 24,6 pour 100 d'oxygène. J'ai alors injecté une quantité de solution de carbonate d'ammoniaque égale à la quantité de sang enlevé. Peu d'instants après cette injection j'ai observé des troubles très-marqués ; l'animal fut pris d'agitation, de vomissements, de dyspnée très-intense. Ces troubles respiratoires présentèrent un caractère spécial sur lequel je n'insisterai pas en ce moment, car je me réserve d'analyser les symptômes dus aux diverses intoxications que j'ai expérimentées, dans le chapitre suivant. Je dirai seulement que cette respiration prit le caractère du rhythme de Cheyne-Stokes. Je veux simplement dans ce chapitre indiquer le mode d'altération du sang, car c'est de là que découleront clairement, je l'espère, les explications que je proposerai plus loin des troubles respiratoires que l'on rencontre dans l'urémie.

J'ai donc fait cette injection de carbonate d'ammoniaque. Une demi-heure après l'animal exhala une odeur très-forte d'ammoniaque, son haleine présentait cette odeur au plus haut degré ; l'action complète du carbonate d'ammoniaque était donc évidente. Je pouvais alors examiner le sang.

J'ai de nouveau tiré de la veine fémorale 33 centimètres cubes de sang que j'ai agité, comme j'avais fait pour le sang veineux avant l'injection, dans un flacon de même capacité, afin de favoriser l'absorption de l'oxygène par ce sang. J'ai porté ce sang au bout de quelque temps sous la pompe de Grehant, et j'ai trouvé que ce sang ne fixait plus que 13,6 0/0 d'oxygène.

Ainsi, après l'action du carbonate d'ammoniaque, la capacité d'absorption du sang pour l'oxygène est à peu près moitié moindre qu'à l'état normal. Ce fait a une importance qui, je pense, ne pourra échapper à personne.

En regard de ce résultat, j'ai voulu mettre l'état des globules sanguins; or, j'ai trouvé que la numération après l'injection ne donnait plus que 3,600,000 *globules environ.* C'est donc là un fait qui est bien en rapport avec la diminution de capacité d'absorption pour l'oxygène. Enfin, les globules m'ont paru beaucoup plus résistants à l'action des réactifs ; il m'a semblé qu'ils étaient devenus inertes, incapables de toute fonction, paralysés pour ainsi dire. Cet état d'inertie des globules les rapproche, comme on le voit, de ce qu'ils sont dans l'empoisonnement par l'oxyde de carbone où les globules sanguins sont paralysés et incapables de fixer l'oxygène sur l'hémoglobine, fait qui rend bien compte dans cet empoisonnement de certains troubles anoxémiques sur lesquels, d'ailleurs, j'aurai à revenir incidemment plus loin.

INJECTIONS DE CRÉATINE

J'injecte dans la veine fémorale droite d'un petit chien 2 gr. 50 de créatine. Avant l'expérience, l'examen du sang me donna les résultats suivants : densité 1,040, — nombre des globules par millimètre cube, 4,811,421, — capacité respiratoire, 17, 3 0/0.

On fait l'injection. L'animal ne présente aucune agitation, pas de dyspnée, mais on observe un ralentissement de la respiration qui ne tarde pas à prendre un rhythme intermittent (rhythme de Cheyne-Stokes).

Après l'injection (2 heures après), on fait un nouvel examen du sang : densité, 1,038 — nombre des globules, 3,743,541, — capacité respiratoire, 12, 5 0/0.

Les globules sont en outre très-pâles, résistants, non crénelés.

La quantité de sang prise pour l'analyse par la pompe a toujours été comme dans l'expérience par le carbonate d'ammoniaque de 33 cent. cubes.

Cette expérience a été complétée par un examen colorimétrique qu'ont bien voulu faire pour nous MM. Jolyet et Lafond. Le résultat de l'expérience a donc été le suivant :

Capacité respiratoire du sang.

Avant l'injection.

Procédé de la pompe, 17, 3 p. 100.
Méthode colorimétrique 17, 3 p. 100.

Après l'injection.

Procédé de la pompe, 12, 5 p. 100.
Méthode colorimétrique 12, 5 p. 00.

Ces deux résultats obtenus par des méthodes différentes se contrôlent et viennent à l'appui de ce que nous avons constaté par la numération directe.

Tels sont les résultats que nous avons obtenus au point de vue de l'altération du sang dans les cas d'injections avec l'urée, le carbonate d'ammoniaque, la créatine.

Afin de nous assurer encore davantage de l'action de ces poisons sur le sang, nous avons fait une autre série d'expériences consistant à mettre directement en présence, *in vitro*, le sang et les produits expérimentés sur l'animal vivant.

1re EXPÉRIENCE : 12 mars 77.

J'ouvre la carotide gauche d'un lapin et je recueille le sang. Je défibrine ce sang et je n'examine les globules qu'après défibrination complète. Ce procédé m'a paru nécessaire pour mon expérience, car le sang non défibriné mis en contact du carbonate d'ammoniaque ou de la créatine se serait rapidement coagulé, ce qui aurait donné des résultats approximatifs. C'est donc sur le sang défibriné que j'ai agi.

J'ai d'abord examiné le sang défibriné, mais sans mélange, et j'ai obtenu 4,773,750 comme chiffre étalon qui va nous servir de point de comparaison.

DEUXIÈME EXPÉRIENCE.

Je pris ensuite 15 grammes de ce sang défibriné que je mélangeai avec une solution de 0,50 de carbonate d'ammoniaque. Au bout de peu de temps j'examinai le sang et je trouvais une diminution extraordinaire du nombre des globules. Cette diminution fut telle que je n'obtins que 270,000 glob. rouges (deux cent soixante-dix mille). Je fus extrêmement étonné d'un tel résultat, et craignant avoir mal opéré, je refis un nouveau mélange; les résultats furent identiques. Le carbonate d'ammoniaque avait donc détruit en presque totalité les éléments figurés du sang. Le lendemain j'examinais le même mélange, et il me fut impossible alors de trouver un seul globule sanguin.

Je refis, le 13 mars, une contre-expérience en faisant une solution bien moins concentrée de carbonate d'ammoniaque. Je mélangeai 15 gr. de sang avec 0,10 seulement de ce sel. Après examen, je trouvais alors une diminution de 2 millions de globules environ de 4,773,750, le chiffre de ces globules était tombé à 2,560,000.

Le fait était donc évident. Le carbonate d'ammoniaque avait pour effet une destruction rapide des globules sanguins.

TROISIÈME EXPÉRIENCE.

J'ai opéré de la même façon pour la *créatine* : J'ai dissous dans une même quantité de liquide 0,50 de créatine. Mais la créatine étant peu soluble dans l'eau, je n'ai pu mettre en présence qu'une faible quantité de cette substance. Quoi qu'il en soit, j'ai obtenu le résultat suivant :

3,655,687 globules rouges par millim. cube, or si nous comparons ce dernier chiffre à celui de 4,773,750, trouvé pour le sang normal, avant l'expérience, nous trouvons qu'il y a une différence de un million de globules environ, en moins du chiffre normal, lorsque le sang a subi l'action de la créatine.

QUATRIÈME EXPÉRIENCE.

Une solution d'urée mêlée à du sang ne nous a pas donné de résultat analogue.

Nous pouvons donc penser avec raison que la créatine agit sur le sang de la même façon que le carbonate d'ammoniaque, mais peut-être moins énergiquement que ce dernier. Le résultat dans les deux cas est une diminution du nombre des globules sanguins.

Telles sont les expériences que j'ai faites, tels sont les résultats qu'elles m'ont permis d'obtenir. Peut-être ai-je été un peu long dans la description des expériences, mais je tenais à les expliquer en détail afin d'en permettre le contrôle facile.

Si, maintenant, quittant le domaine de la physiologie pathologique expérimentale, nous entrons dans celui de la clinique, nous allons voir que les altérations du sang dans le mal de Bright répondent bien à celles que nous avons reproduites expérimentalement.

Nos recherches personnelles nous ont donné les résultats suivants :

Hôpital Necker, service de M. Potain, 1873. Salle Saint-Louis, n° 1. Néphrite albumineuse : 2,722,000 globules rouges par millimètre cube (accidents urémiques).

Hôpital de la Charité, service de M. Hardy, 1877. Sainte-Anne, n° 21. Néphrite parenchymateuse (accidents urémiques).

Globules rouges, 2,035,125; globules blancs, 1|100.

Saint-Charles, n° 4. Néphrite interstitielle.

Globules rouges, 4,045,000; globules blancs, 1[200.

Service de M. Empis. Salle Saint-Michel. Néphrite interstitielle (coma urémique).

Globules rouges, 3,360,000; globules blancs, 1]150.

Capacité respiratoire, 18 p. 100 d'oxygène.

Les résultats qui vont suivre sont dus à M. le Dr Malassez, qui a eu l'extrême obligeance de nous les communiquer.

(Hôpital Necker, service de M. Potain, 1872.)

Sainte Anne,	n° 6.	Mal de Bright,	2,808,000 gl. r.
Saint-Louis,	27.	Néphrite,	2,856,000
Saint-Louis,	22.	id.	3,520,000
Saint-Louis,	21.	id.	3,080,000
Saint-Louis,	12.	id.	3,652,009
Saint-Louis,	25.	Néph. interstitielle,	3,612,000
Saint-Louis,	11.	id.	2,944,500
Saint-Louis,	4.	id.	2,620,000

Ces faits parlent suffisamment par eux-mêmes, ils n'ont besoin d'aucun commentaire.

Si nous comparons ces résultats avec les chiffres indiqués à la suite de toutes nos expériences, nous voyons que le fait dominant c'est la diminution du nombre des globules dans les deux cas. Or, expérimentalement, ce sont le carbonate d'ammoniaque et la créatine qui amènent cette altération du sang ; nous pensons donc que dans le mal de Bright, maladie dans laquelle l'urée n'est pas excrétée suffisamment, il se forme dans le sang du carbonate d'ammoniaque de la façon que nous avons indiquée au début de ce chapitre, et que de plus il y a rétention dans le système circulatoire d'une certaine quantité de créatine. Ces deux principes nuisibles détruisent alors une partie des globules rouges.

Nous pouvions également déduire de ces faits cliniques, mis en regard des données expérimentales précédentes, que le sang dans le mal de Bright doit avoir une capacité d'absorption pour l'oxygène bien moindre que le sang normal.

Nous n'avions pas pu pendant longtemps examiner à ce point de vue le sang des urémiques, n'ayant pu avoir à notre disposition une quantité de sang suffisante nous permettant de faire l'analyse des gaz de ce sang qu'il nous avait été au contraire facile d'analyser microscopiquement, lorsque, au mois d'avril 1877, mon collègue et ami M. Castex me remit une notable quantité de sang tiré de la veine d'une malade du service de M. Empis. Cette femme, atteinte de mal de Bright, était depuis quelque temps dans le coma urémique; on lui pratiqua une saignée. J'examinai le sang avec beaucoup de soin et je trouvai que le nombre des globules était tombé au chiffre de 3,360,000 par millimètre cube; les globules étaient résistants, non crénelés, sans déformation, pâles. Enfin, la capacité d'absorption du sang pour l'oxygène était de 15 0/0 (pompe à mercure), au lieu de 26 0/0, moyenne normale chez l'homme.

Il nous a été donné d'observer à l'hôpital Saint-Antoine, dans le service de M. le Dr Brouardel, un malade couché salle Saint-Augustin, n° 10, 7 février 1877. Ce malade, très-intéressant à beaucoup de points de vue, était atteint d'une affection hépatique (cirrhose probablement) et en même temps d'une affection rénale. Ce malade présenta entre autres symptômes des signes très-nets d'urémie analogues à ceux que l'on trouve dans la néphrite interstitielle, c'est-à-dire de la dyspnée sans lésions pulmonaires appréciables, de l'amaurose sans altération de la papille. Le 20 avril, jour où nous l'examinâmes, il y avait au cœur un bruit de galop assez net. Il y avait donc néphrite interstitielle et urémie. Mais cette urémie était non-seulement rénale, mais aussi hépatique; nous n'avons pas besoin d'insister sur l'importance des altérations du foie au point de vue de l'urémie ; les travaux de M. Brouardel ne permettent pas de douter de cette influence du foie. Le malade en question présentait donc deux affections capables de déterminer des accidents urémiques, affection du foie et affection du rein. L'examen du sang permit de constater qu'il n'y avait que 2,500,000 globules rouges par millimètre cube.

En comparant les résultats fournis par l'examen du sang des malades et de celui des animaux soumis à l'expérience, nous pouvons, croyons-nous, avancer ce fait que ce sont les principes tels que le carbonate d'ammoniaque, la créatine, qui altèrent ainsi le liquide sanguin.

Enfin, il résulte également de nos observations que, dans le mal de Bright, non-seulement le nombre des globules rouges est diminué, mais encore le nombre des globules blancs est très-notablement augmenté.

Je termine ce chapitre en répondant d'avance à une objection que l'on pourrait me faire, à savoir que dans le mal de Bright, il peut y avoir d'autres causes de variations dans le nombre des globules du sang que celles que nous avons indiquées ; ainsi, par exemple, les œdèmes, la diarrhée, etc. Je répondrai que ces accidents ne sont pas constants, et, de plus, que leur influence sur le nombre des globules est précisément en sens inverse de celle qu'exercent les princips toxiques dont nous avons parlé et que nous avons employés dans nos expériences. En effet, les recherches de M. Brouardel sur l'influence des purgations sur la proportion des globules contenus dans le sang ont nettement prouvé que la diarrhée, loin de diminuer le nombre des globules, l'augmente au contraire. Mais cette augmentation n'est que relative, elle est due à la concentration plus considérable du sang après les évacuations alvines. Du jour au lendemain, dit M. Brouardel, le chiffre des globules rouges peut s'élever de 1 million par millimètre cube. Par-conséquent, dans le mal de Bright, il devrait logiquement par ces raisons y avoir une augmentation du nombre des globules du sang. Or, c'est précisément le contraire que nous avons observé, comme on a pu le voir. C'est donc là une preuve évidente en faveur de l'opinion que nous proposons, à savoir que dans cette affection il y a dans le sang des matériaux qui, par eux-mêmes, ont une action destructive énorme sur les globules sanguins, puisque non-seulement ils font baisser le nombre des globules au-dessous de la moyenne d'une manière très-notable, mais encore déterminent ce même résultat dans les cas où le nombre des globules sanguins devrait être augmenté par les raisons indiquées précédemment. L'effet produit est donc pour pour ainsi dire doublé. Ainsi, pour prendre un exemple : un malade atteint de néphrite chronique, ne présentant pas de diarrhée et peu d'œdème, n'aura que 4,000,000 de globules par millimètre cube (étant donnée la moyenne de 5,000,000 pour le sang normal avec l'appareil d'Hayem). Ce même malade est pris de diarrhée, il a de l'anasarque, le nombre des globules devrait être de 6 millions. Or nous trouvons que, même dans ces cas, il peut n'y avoir que 4 millions. C'est donc, dans ce dernier cas, une diminution de 2 millions de globules que l'on peut observer.

J'espère que l'on comprendra tout l'intérêt de ces explications, surtout quand j'aurai montré l'influence de cette altération du sang sur la marche des maladies que j'étudie dans ce mémoire, et sur le développement de certains accidents dont nous pourrons alors indiquer la pathogénie.

Les faits observés par nous prouvent donc bien que la diminution du nombre des globules sanguins reconnaît pour cause l'action exercée sur le sang par les matières extractives, retenues dans le sang ou transformées dans le torrent circulatoire par le fait de l'action rénale. Or, nous avons vu que, dans ces maladies, un fait évident, c'est la diminution de l'urée dans les urines.

Nous dirons donc que, suivant nous, il nous paraît logique de conclure de nos expériences et de nos observations que : (1°) *D'une manière générale, dans les maladies qui s'accompagnent d'une diminution d'urée, on observe une diminution du nombre des globules sanguins.* (2°) *Cette rétention de l'urée dans le sang, sa transformation possible en carbonate d'ammoniaque en plus ou moins grande quantité, la rétention des autres matières extractives, telles que la créatine, la créatinine, sont le point de départ de cette altération du sang.*

Telles sont les conclusions qui doivent nous servir à expliquer les troubles fonctionnels et même nutritifs que l'on observe dans certaines maladies.

On verra par la suite que l'augmentation du nombre des globules blancs coïncidant avec la diminution du nombre des globules rouges, l'état des globules sanguins eux-mêmes, sont également des faits qui ont une grande importance et qui viennent ajouter encore à l'effet produit pour la diminution du nombre des globules rouges.

Terminons ce chapitre par un point de comparaison entre l'altération du sang dans la néphrite interstitielle et celle que l'on trouve dans l'intoxication saturnine. M. Malassez a trouvé dans cette maladie une hypoglobulie très-marquée, comme nous l'avons constatée dans la néphrite interstitielle. Nous avons constaté aussi que, dans cette dernière affection, les globules étaient plus résistants qu'à l'état normal ; la même remarque a été faite pour l'intoxication saturnine. Or, il y a, comme on le sait, dans le cours de cette dernière affection, certains troubles, certains accidents que l'on a mis longtemps sur le compte de l'urémie. Nous verrons plus loin comment on peut les expliquer en prenant comme base de l'interprétation cette altération du sang. Nous pensons pouvoir démontrer que dans les deux cas la même explication peut être acceptée.

CHAPITRE II.

DE LA DYSPNÉE URÉMIQUE : SES FORMES, SA PATHOGÉNIE. — RÔLE DE L'ALTÉRATION DU SANG SUR LE DÉVELOPPEMENT DE CETTE DYSPNÉE. — RÔLE DU SPASME VASCULAIRE.

Nous avons examiné dans le chapitre I les altérations du sang dans le mal de Bright; nous allons étudier maintenant la relation qui existe entre ces altérations et les troubles fonctionnels que l'on rencontre dans cette affection.

Ce sont les troubles respiratoires qui nous occuperont particulièrement. Nous essaierons, à la fin de notre travail, de tirer quelques conclusions relatives aux autres troubles tels que les troubles cérébraux et autres rattachés pendant longtemps à l'urémie.

Nous emploierons cependant le qualificatif d'urémique afin de nous servir du terme consacré par l'usage.

On sait que, dans le cours du mal de Bright, on observe fréquemment des troubles du côté de l'appareil respiratoire, du côté du cerveau. Dans un certain nombre de cas la raison de ces troubles est facile à concevoir. En effet, prenons le cas d'une néphrite parenchymateuse : dans cette forme du mal de Bright, la fréquence des œdèmes des différents viscères suffit à elle seule pour rendre compte des phénomènes observés.

La dyspnée dépend d'une infiltration œdémateuse du poumon ou d'un hydrothorax, par exemple : les troubles cérébraux se rattachent à un œdème cérébral. Ces faits sont parfaitement nets.

Il en est de même dans le cours des maladies de cœur où la congestion passive détermine, dans les mêmes organes, des lésions identiques qui s'accompagnent de troubles fonctionnels analogues.

Ces faits ne nous occuperont pas. Cependant nous dirons que dans ces circonstances, aux troubles provoqués par des lésions matériellement reconnaissables du cerveau ou du poumon, se joignent certainement des troubles qui sont sous la dépendance de l'altération du sang qui est la même, ainsi que nous l'avons montré dans tous les cas de mal de Bright. Mais il est difficile alors de faire la part de ce qui appartient à l'une ou l'autre cause, aussi nous attacherons-nous spécialement à l'étude pathogénique des troubles fonctionnels (la dyspnée en particulier) que l'on rencontre dans le mal de Bright interstitiel. Ce sont, en un mot, ces troubles urémiques, *sine materiâ*, comme les appelle M. le professeur Charcot, que nous aurons en vue.

Bien des théories ont été mises en avant pour expliquer ces faits qui sont, il est vrai, d'une interprétation fort difficile. On a invoqué la présence dans le sang de l'ammoniaque, du carbonate d'ammoniaque, de la créatine, de l'urée, d'où les *noms de ammoniémie*, *créatinémie*, *urémie*, *urinémie*. Il est bien évident que la plupart de ces principes donnent lieu à des accidents, bien des expériences ont été faites qui le prouvent. M. Gubler dit que si le rein fonctionne mal, les éléments anatomiques qui constituent les tissus ne peuvent plus éliminer leurs produits de désassimilation dont la rétention serait la cause des phénomènes urémiques. Mais il n'indique pas par quel mécanisme se produisent ces accidents. Nous-même avons reproduit ces expériences, ainsi qu'on a pu le voir. Mais, ces expériences nous ont amené à penser que si l'ammoniaque, le carbonate d'ammoniaque, la créatine, provoquaient des accidents, c'était indirectement, c'est-à-dire en altérant le sang d'une certaine façon.

Nous nous sommes suffisamment étendu sur les altérations que nous avons constatées cliniquement et expérimentalement dans le chapitre précédent. Nous allons maintenant expliquer comment nous comprenons la pathogénie des accidents urémiques, en nous basant sur ces altérations sanguines.

Résumons d'abord, en quelques mots, les résultats que nous avons déjà présentés, car ce sont eux qui seront le point de départ de notre interprétation.

Dans le mal de Bright, nous avons trouvé que *le nombre des globules sanguins rouges est très-notablement diminué ; ces globules deviennent très-résistants, ne se déforment pas sous l'influence des réactifs, ils sont, pour ainsi dire, paralysés : leur capacité d'absorption pour l'oxygène est extrêmement diminuée.* Nous avons reproduit ces altérations expérimentalement, et nous avons montré quels étaient les principes qui, retenus dans le sang, agissaient ainsi sur lui.

Nous avons trouvé en outre que, dans un certain nombre de cas, le nombre des globules blancs était augmenté.

Tels sont les faits. Mais il ressort également de nos expériences que le carbonate d'ammoniaque détruit les globules et les altère avec beaucoup plus de rapidité et d'énergie que la créatine. La créatine, au contraire, agit dans le même sens, mais moins rapidement. Ce sont là des faits qui nous paraissent d'une grande importance pour expliquer les différences que l'on rencontre dans les divers troubles fonctionnels rapportés à l'urémie. Nous reviendrons sur ces points un peu plus loin.

Mais voyons d'abord comment on peut, d'une manière générale, expliquer les troubles urémiques par l'altération du sang indiquée plus haut.

Occupons-nous d'abord de la *dyspnée.*

Pourquoi dans l'urémie la respiration prend-elle souvent le caractère dyspnéique ? C'est que, précisément, le nombre des globules rouges étant diminué, on conçoit facilement que la respiration supplée par sa fréquence à l'aglobulie qui existe dans ces cas.

Je m'explique : A l'état normal une quantité fixe de sang passe par le poumon pendant chaque période respiratoire afin d'y subir l'hématose ; ce sang présente, par millimètre cube environ 5,000,000 de globules rouges. La quantité d'oxygène qui se fixe sur l'hémoglobine est évidemment en rapport avec le nombre des globules sanguins.

Mais si, pour une cause ou une autre, le nombre des globules sanguins diminue de moitié, je suppose, on comprend aisément que la quantité d'oxygène nécessaire à l'existence devant rester la même, les mouvements respiratoires devront augmenter de fréquence, devenir deux fois plus fréquents peut-être, afin de fixer sur l'hémoglobine des globules sanguins une quantité suffisante d'oxygène. Il y a donc là un phénomène de compensation nécessaire. *L'accélération des mouvements respiratoires est en raison directe de la diminution du nombre des globules sanguins.* Or, c'est précisément ce que l'on observe dans l'urémie.

D'ailleurs, n'est-ce pas là ce qui se passe également dans certaines affections : la leucocythémie, la chloro-anémie, l'aglobulie posthémorrhagique ? Dans la leucocythémie la dyspnée est un phénomène habituel, elle résulte évidemment en partie de ce que le nombre des globules sanguins rouge étant diminué, il est nécessaire que la plus ou moins faible quantité de globules qui ont conservé leurs propriétés vitales subissent plus souvent l'hématose afin de suffire aux besoins de l'organisme. Or, ce phénomène ne peut s'effectuer que grâce à une augmentation du nombre des inspirations.

Le même raisonnement s'applique naturellement à la chloro-anémie, à l'aglobulie posthémorrhagique que nous venons de prendre pour exemple. Mais dans l'urémie, d'autres causes viennent s'ajouter à la précédente. En effet, nous venons de donner une explication de la dyspnée résultant de la diminution du nombre des globules sanguins, et nous avons pris pour terme de comparaison des affections présentant les mêmes caractères. Mais nous avons supposé que les globules sanguins étaient aptes à fixer l'oxygène, qu'ils avaient conservé leurs propriétés vitales. Or, dans l'urémie, nous avons vu que les choses étaient loin d'être ainsi ; non-seulement les globules sont diminués de nombre, mais, de plus, ils sont inertes, en grande partie paralysés pour ainsi dire ; leur capacité d'absorption pour l'oxygène est extrêmement diminuée. Je citerai comme preuve de cette inertie des globules dans l'urémie, le fait du malade dont j'ai déjà parlé et que j'ai observé dans le service de M. Brouardel. Afin de calmer la dyspnée qu'avait ce malade, M. Brouardel ordonna des inhalations d'oxygène; ces inhalations ne modifièrent en rien l'oppression. Ce fait est bien, il me semble, en faveur de mon opinion que les globules sanguins des urémiques sont pour ainsi dire paralysés ; leur hémoglobine a perdu sa faculté d'absorption pour l'oxygène.

On comprend donc que, dans ces cas, la respiration doit s'accélérer encore davantage, puisque l'oxygène fixé sur la masse du sang contenu dans le poumon à chaque inspiration est très-minime. Il faut, par conséquent, que le sang passe souvent à travers le poumon pour se charger d'une notable quantité d'oxygène. Or, ce but n'est atteint que si la respiration s'accélère. C'est là, je crois, l'explication que l'on doit admettre pour expliquer la dyspnée urémique en particulier.

C'est donc, par un phénomène de compensation, que la dyspnée se produit dans tous ces cas.

Un autre point qui doit être examiné est celui qui a trait à la cause des intermittences de ces troubles fonctionnel chez les urémiques.

L'explication me paraît assez facile à donner.

On sait que les accidents urémiques apparaissent lorsque les matières extractives sont en très-petite quantité dans l'urine, ce dont on se rend compte par la quantité d'urée que présente ce liquide. C'est qu'en effet à ce moment les altérations du sang, qui sont sous la dépendance de cette rétention des matières extractives, sont à leur comble, et les accidents apparaissent. Mais en général on peut suivre assez bien la marche progressive de ces accidents qui surviennent rarement d'une manière subite. C'est ainsi que les choses se passent dans le mal de Bright.

Mais les accidents urémiques peuvent rétrocéder. Cette disparition ou tout au moins cette atténuation des symptômes graves ne peut évidemment se montrer que si le sang reprend en partie ses propriétés vitales. C'est ce qui se produit lorsque le trop plein, pour ainsi dire, des matières extractives est éliminé par certaines voies détournées telles que la muqueuse intestinale, ou stomachale, la peau. On voit alors une amélioration sensible à la suite d'une diarrhée, de vomissements, de sueurs. C'est par ces moyens qui se montrent quelquefois spontanément, mais que l'on provoque souvent par des médicaments appropriés, que l'on détermine l'élimination de ces matières nuisibles et que le sang peut de nouveau servir à entretenir la vie.

Nous devons nous demander aussi pourquoi certains accidents urémiques apparaissent plus rapidement que d'autres et avec un cortége de troubles fonctionnels beaucoup plus effrayants. On sait en effet que dans certains cas l'urémie se manifeste par une agitation extrême, du délire une dyspnée très-violente, que dans d'autres, au contraire, on observe un assoupissement prolongé, une dyspnée tranquille, si l'on peut dire ainsi.

Ces faits cliniques, nous les avons vus se reproduire dans les expériences que nous avons faites en vue d'étudier les troubles déterminés par les injections de carbonate d'ammoniaque et de créatine.

Nous avons en effet constaté que, à la suite des injection-de carbonate d'ammoniaque, c'était le premier type que l'on observait ; tandis que la créatine ne donnait lieu qu'à des troubles bien moins marqués et moins rapides.

Or, si l'on veut bien se reporter aux expériences que nous avons étudiées avec détails dans le chapitre premier, on verra que le carbonate d'ammoniaque détruit les globules sanguins avec une rapidité extraordinaire, que la créatine, au contraire, agit sur eux plus lentement et moins énergiquement. C'est de cette différence dans le mode d'altération du sang produite par l'un ou l'autre de ces deux poisons que nous pensons devoir faire découler la différence dans les symptômes.

Le carbonate d'ammoniaque détermine une extrême agitation et une dyspnée excessive parce qu'il détruit rapidement et profondément les globules sanguins.

La créatine agit moins énergiquement parce que son action sur les globules sanguins est moindre et moins rapide.

Nous trouvons dans la pathologie des exemples qui peuvent être mis en regard de ces faits et qui viennent à l'appui de notre opinion.

A la suite d'une hémorrhagie très-grande n'observe-t-on pas, en effet, une grande agitation, des convulsions, de véritables attaques épileptiformes, une dyspnée très-intense ?

En un mot, n'y a-t-il pas là quelque analogie entre les faits observés dans l'urémie et que nous pensons être dus à l'action destructive rapide du carbonate d'ammoniaque, et ceux observés dans ces hémorrhagies trè-abondantes où l'aglobulie est d'une rapidité effrayante?

D'autre part, pour nous servir de la même comparaison, les hémorrhagies fréquentes, mais peu abondantes, n'amènent-elles pas un état d'anémie plus ou moins profond avec troubles cérébraux sans excitation tels que de la somnolence facile, des hallucinations, et des troubles respiratoires dyspnéiques, il est vrai, mais sans violence comme dans le cas précédent?

Il nous semble que la créatine amène les mêmes effets que ces hémorrhagies dont nous venons de parler en dernier lieu.

Ainsi, on le voit, c'est encore par l'altération du sang, et surtout par la différence de l'intensité et la rapidité de l'action des matières extractives sur le sang que nous nous appuyons pour expliquer la différence des effets observés dans l'urémie.

Quant à la question de savoir pourquoi dans certains cas c'est le carbonate d'ammoniaque qui prédomine, dans d'autres la créatine, nous avouons ne pas pouvoir la résoudre, il nous semble même qu'il est presque impossible d'en donner une explication.

Telle est notre principale interprétation des faits que nous avons observés, interprétation basée sur un état du sang au sujet duquel il ne peut y avoir de doutes, nous l'espérons du moins. La plupart des cas peuvent être expliqués ainsi.

Mais dans une question aussi complexe qne celle de la pathogénie des accidents urémiques, on risquerait fort de se tromper si l'on voulait s'en tenir à une seule donnée étiologique. Nous pensons que l'explication que nous avons proposée peut s'appliquer à la grande majorité des cas, mais la règle n'est pas absolue, il y a, nous le savons, des exceptions et ce sont précisément ces cas exceptionnels dont nous voulons maintenant nous occuper et dont nous donnerons également une interprétation qui nous a paru rationnelle. Du reste l'explication que nous allons donner, s'ajoutera à la précédente d'une façon toute naturelle ainsi qu'on le verra.

C'est encore ici la dyspnee urémique qui nous occupera spécialement. Nous nous réservons de dire quelques mots à la fin de ce chapitre sur la pathogénie des autres accidents de l'urémie.

C'est un fait bien évident et parfaitement constaté par tous les cliniciens que les accidents qui se déclarent dans le cours du mal de Bright, et en particulier dans le cours de la néphrite interstitielle, ne sont pas toujours en rapport avec la diminution de l'urée dans les urines. Un certain nombre de néphrites interstitielles présentent des urines dans lesquelles il peut y avoir à peine quelques grammes d'urée, et cependant les troubles respiratoires sont très-peu marqués.

Dans une observation, que nous avons recueillie en 1873 dans le service de M. Potain, à l'hôpital Necker. (12 juillet 73, Saint-Louis, nº 26.) nous constatons chez le malade une néphrite interstitielle dans laquelle l'urine contenait à un certain moment à peine 3 gr.4 (procédé d'Esbach)par litre. Cet homme avait un peu de gêne respiratoire ; mais jamais il n'eut de dyspnée telle qu'on en observe souvent dans le cours de l'urémie. L'examen du sang n'a pas été fait chez ce malade. Cette observation n'est pas de celles qui infirment la règle que nous avons posée précédemment, puisqu'il y a eu des troubles légers, il est vrai, de la respiration. Peut-être chez cet individu y avait-il un état particulier du sang empêchant. dans une certaine mesure, l'action des matières extractives : Nous ne pouvons nous prononcer, mais la vérité nous oblige à signaler ces faits pour lesquelles on doit faire de grandes réserves.

Mais à l'inverse des cas dont nous venons de parler, il en est un certain nombre dans lesquels il y a une légère diminution de l'urée contenue dans les urines, et dans lesquels cependant on constate des accidents d'une grande intensité.

Comment donc concilier tous ces faits? Il est évident que dans ces circonstances le sang doit être relativement peu altéré. Pourquoi donc une telle violence dans les accidents non en rapport avec la quantité d'urée excrétée?

Pendant que nous étions interne de M. Potain, nous avons entendu bien souvent notre savant maître insister sur le rôle que doit jouer dans le développement de certains accidents le SPASME VASCULAIRE. C'était principalement à l'occasion de l'intoxication saturnine qu'il parlait de l'importance de ce phénomène. En effet c'est au spasme des vaisseaux artériels de l'avant-bras et à l'anémie consécutive qu'il attribue la paralysie saturnine, laquelle on le sait, n'est nullement en rapport avec le mode de distribution des branches nerveuses, mais au contraire, beaucoup plutôt avec la distribution des branches artérielles.

M. Potain nous faisait observer que dans la néphrite interstitielle un certain nombre d'accidents pourraient peut-être reconnaître pour cause un spasme des vaisseaux artériels.

Etant donnée cette existence probable d'un spasme dans l'intoxication saturnine, voyons comment nous pouvons arriver à l'admettre dans la néphrite interstitielle. Comparons les troubles signalés dans ces deux affections.

Le facies présente une pâleur extrême dans ces deux maladies. La respiration est souvent gênée; il y a des troubles cérébraux analogues. La circulation offre des modifications souvent identiques, c'est ainsi que le pouls des saturnins et le pouls des malades, atteints de néphrite interstitielle sont tous les deux durs, secs sous le doigt, serrés, ils indiquent une augmentation de la tension intra-vasculaire ; cette augmentation de la tension sanguine, due au refoulement du sang vers l'organe central de la circulation à cause du spasme des artères, se manifeste du côté du cœur par des battements énergiques et, en même temps, dans la néphrite interstitielle, par l'apparition du bruit de galop, phénomène en rapport avec une hypertrophie du ventricule gauche, de l'oreillette probablement ou, tout au moins, d'une exagération de contraction de cette dernière. Cette augmentation de l'énergie du cœur est le résultat de la difficulté qu'éprouve cet organe à lancer le sang qui se trouve gêné dans son parcours par une diminution du calibre des artères sous l'influence d'un spasme.

Poussons encore plus loin la comparaison. Dans l'intoxication saturnine, on observe souvent, comme dans la néphrite interstitielle, de la polyurie et une diminution d'urée dans les urines. Enfin si l'on veut bien se reporter à ce que nous avons dit dans le chapitre consacré aux altérations du sang, on verra que les altérations du sang sont identiques dans les deux maladies. Mais je laisse de côté, pour le moment, ce point de similitude, relatif à l'altération du sang, on verra plus loin la raison de cette restriction. On voit donc que certains accidents de l'intoxication saturnine paraissent avoir un point commun avec ceux de la néphrite interstitielle ; ce point commun est l'étiologie, qui, pour M. le professeur Potain est, dans l'intoxication plombique, le spasme des vaisseaux.

Nous pensons que dans certains cas les phénomènes observés dans le cours de la néphrite interstitielle dépendent decette cause également. L'observation suivante est concluante à cet égard. Nous avons recueilli dans le service de M. Potain, au mois de septembre 76, l'observation d'une femme, couchée au n° 15, Sainte-Thérèse. Cette malade avait été prise, quelques heures seulement après un refroidissement, de polyurie très-marquée, de douleurs de reins, de gêne respiratoire, de troubles de la vue, de maux de tête; en même temps de quelques frissons.

Lorsque nous l'examinâmes, cette femme présentait tous les signes d'une néphrite interstitielle; peu d'albumine dans les urines, lesquelles étaient claires et abondantes, et décelaient une grande diminution de l'urée, peu d'œdème, des troubles de la vue, des maux de tête, de la dyspnée avec le type de Cheyne-Stokes, enfin le bruit de galop cardiaque. Cependant, il était difficile de penser qu'une néphrite interstitielle pût se développer aussi rapidement; certes ce n'est pas en quelques heures, ni même en plusieurs jours, que se montre l'artério-sclérose qui accompagne presque toujours le mal de Bright interstitiel.

Tel était l'état de cette malade quelques jours après le début de sa maladie. Au bout de quelques temps, il devint certain que l'affection était devenue une néphrite interstitielle parfaitement caractérisée.

C'est, je crois, là un cas très-intéressant. La brusquerie des accidents ne peut faire penser à une inflammation immédiate du rein. L'inflammation n'est survenue que plus tard. Tout me porte à croire qu'il y a eu, aussitôt après le refroidissement, un spasme vasculaire, lequel a déterminé des troubles circulatoires propres à donner lieu aux troubles du côté du rein. C'est ce spasme vasculaire qui est très-probablement la cause de l'augmentation de la tension artérielle, au début de la néphrite interstitielle, avant que l'altération des vaisseaux ne soit apparue. Or, ce spasme qui doit exister dans le rein, pour les raisons précédentes, doit se manifester également dans les autres parties de l'organisme. Nous pensons que la dyspnée, qui survient si brusquement, doit dépendre à ce moment d'un spasme des vaisseaux du poumon. Cette dyspnée se comprend aisément, elle résulte de la gêne apportée au cours du sang dans l'appareil pulmonaire, par la diminution du calibre des vaisseaux et par là même du champ de l'hématose.

Mais nous avons fait remarquer, en outre, que, chez la malade dont nous venons de relater l'observation, l'urine avait présenté rapidement une grande diminution d'urée. Or, je pense que cette rétention brusque des matières extractives dans le sang doit avoir une action spasmodique sur les vaisseaux, et cette action se produira d'autant plus facilement que la présence des matières extractives a déjà déterminé une altération du sang. Ce qui me porte à croire que, même lorsque la néphrite interstitielle est bien caractérisée, une partie des accidents sont dus au spasme vasculaire, c'est que l'on voit les accidents se produire quelquefois très rapidement, en même temps que l'on constate une augmentation de tension artérielle et le bruit de galop cardiaque, et que, d'autre part, ces accidents cessent en même temps que les modifications précédentes, du côté de la circulation et du cœur. Or c'est bien là le fait d'un spasme de se produire rapidement et de cesser de même.

Je n'insiste pas davantage, et je conclus en disant que, dans l'intoxication saturnine que j'ai pris comme terme de comparaison, le plomb semble être le point de départ du spasme vasculaire et de l'altération du sang, et que dans la néphrite interstitielle, les mêmes modifications vasculaires et sanguines, reconnaissent pour cause la rétention des matières extractives non éliminées par le rein. Le spasme vasculaire joue donc un grand rôle dans la pathogénie des accidents que l'on observe dans l'urémie. Il permet d'expliquer ces faits dans lesquels les accidents dits urémiques se montrent avant que le sang ait eu le temps d'être altéré. Il permet de comprendre les exacerbations des accidents lorsque l'altération du sang existe dans le cours d'une néphrite déjà ancienne ; l'élément spasmodique vient s'ajouter à l'altération du sang pour provoquer des troubles d'une plus grande gravité, qui diminuent d'intensité lorsque le spasme disparaît.

Toutes les explications que nous avons exposées en détail, dans le cours de ce chapitre, se rapportent non-seulement aux troubles respiratoires, mais aussi aux troubles cérébraux. En effet, l'altération du sang dont nous avons parlé, agit en provoquant des symptômes d'anémie cérébrale plus ou moins prononcés, et ces symptômes sont exaspérés lorsque, sous l'influence du spasme vasculaire, l'irrigation du cerveau est diminuée encore davantage.

C'est ainsi, croyons-nous, que l'on peut interpréter la pathogénie des accidents dits urémiques.

C'est également en se basant sur l'altération du sang que l'on peut expliquer la formation assez fréquente, dans le mal de Bright, d'ulcérations viscérales, d'affections cutanées diverses. Nous avons eu l'occasion d'observer, pendant notre internat à l'hôpital Saint-Louis, en 1877, dans le service de notre excellent maître, M. le Dr Lailler quelques cas d'affections cutanées développées chez des individus atteints de mal de Bright. Nous pensons que les éruptions diverses et en particulier l'écthyma,certaines formes d'eczéma,reconnaissent pour cause l'absence de nutrition suffisante des tissus qui reçoivent du sang non-seulement pauvre en globules sanguins, mais encore dépourvu d'oxygène, sans lequel nos tissus ne peuvent vivre.

L'examen du sang de quelques-uns de ces malades ont confirmé ma manière de voir.

Tels sont les résultats auxquels je suis arrivé. J'ai pensé que je pouvais, à la suite de mes expériences, expliquer ainsi le mécanisme des accidents urémiques en général.

Mais il me reste à étudier un sujet dont l'interprétation était beaucoup plus difficile et pour lequel j'ai été obligé de faire un grand nombre d'expériences et de vivisections.

J'ai étudié jusqu'à présent la cause des accidents dyspnéiques en particulier, et la raison de leurs intermittences à plus ou moins longue échéance. Je vais entreprendre maintenant l'étude d'un rhythme spécial que présente dans certains cas un accès de dyspnée urémique. *Je veux parler du rhythme respiratoire de Cheyne Stokes.* Ce rhythme respiratoire a été observé dans un certain nombre d'affections autres que l'urémie ; bien des explications ont été données de son mécanisme et de sa pathogénie. Je m'attacherai spécialement à l'étude de ce rhythme respiratoire dans l'urémie. J'espère pouvoir, grâce aux expériences que j'ai faites, l'expliquer d'une autre façon qu'on ne l'a fait jusqu'à présent, et montrer que l'opinion que j'ai sur sa pathogénie, peut s'appliquer à tous les autres cas où il se rencontre en dehors de l'urémie elle-même.

C'est cette étude qui fera l'objet du dernier chapitre de notre mémoire.

CHAPITRE III

DE LA RESPIRATION DE CHEYNE-STOKES DANS L'URÉMIE; SES FORMES. — OBSERVATIONS CLINIQUES. — EXPÉRIENCES. — PATHOGÉNIE DE CE MODE RESPIRATOIRE. — CONCLUSIONS.

Il est une forme de dyspnée que l'on rencontre surtout dans la forme interstitielle du mal de Bright, et qui n'a encore été le sujet d'aucun travail (pour ce qui concerne la néphrite interstitielle, bien entendu). Je veux parler de la dyspnée intermittente, de ce rhythme respiratoire décrit sous le nom de *rhythme respiratoire de Cheyne-Stokes*. Ce trouble respiratoire rentre dans la catégorie des apnées.

C'est là un sujet qui demande de longs développements, et pour lequel j'ai fait de nombreuses recherches ; car, autant il était relativement facile d'expliquer la dysnée continue, ou si l'on veut la dyspnée en elle-même, autant il était difficile de se rendre compte de la raison de ce rhythme respiratoire avec dyspnée intermittente.

Jusqu'à présent certains auteurs avaient bien signalé, il est vrai, la respiration de Cheyne dans l'urémie ; mais ils ne l'avaient constaté que dans la période ou dans la forme *comateuse*.

Nous prouverons d'abord qu'elle peut se rencontrer en dehors de toute période comateuse.

Le premier point sera donc l'étude clinique de la respiration de Cheyne-Stokes dans la néphrite interstitielle. Le second point portera sur l'analyse des expériences dans lesquelles nous avons reproduit ce phénomène en intoxiquant des ani-

maux avec le carbonate d'ammoniaque, la créatine. Nous les comparerons aux données cliniques.

Nous exposerons ensuite les expériences que nous avons faites pour reproduire le pl. de Cheyne-Stokes sans intervention de principes toxiques.

Nous interpréterons les résultats de ces expériences, et nous chercherons à donner l'explication de l'intermittence de la dyspnée. A ce propos, nous serons forcé de comparer notre opinion à celle des auteurs qui se sont occupés de la question.

Comme on le voit, nous allons refaire l'étude presque complète du rhythme respiratoire de Cheyne-Stokes. Peut-être le sujet que nous entreprenons est-il bien étendu, mais nous ne pouvions pas le restreindre, car il était nécessaire de faire de nombreuses expériences afin d'arriver à élucider quelque peu la physiologie pathologique de ce phénomène intéressant.

Nous rappellerons d'abord en quelques mots ce que l'on entend par respiration de Cheyne-Stokes, puis nous passerons en revue les opinions des auteurs qui ont écrit sur ce phénomène morbide.

Dans un certain nombre de maladies, on constate que la respiration s'arrête par moments et reprend après les pauses respiratoires en devenant dyspnéique ; puis après une période de dyspnée plus ou moins longue, on voit de nouveau survenir une pause respiratoire suivie bientôt de dyspnée, et ainsi de suite.

Ainsi, à un moment donné, le malade cesse complètement de respirer, pendant un temps variable, ordinairement de dix à vingt secondes, souvent davantage ; puis la respiration reparaît, les mouvements respiratoires sont d'abord petits, superficiels, leur amplitude augmente progressivement, et bientôt il y a une véritable dyspnée. Arrivée à ce degré, l'amplitude des mouvements respiratoires va graduellement en décroissant jusqu'à l'arrêt complet ; il se produit alors une nouvelle pause ou période d'apnée et ainsi de suite.

Les troubles respiratoires s'accompagnent la plupart du temps d'autres phénomènes tels que la rotation de la tête à droite ou à gauche, la déviation des globes oculaires au moment où commence l'apnée, des mouvements de déglutition quelquefois assez prononcés, des modifications du côté des pupilles qui se contractent au moment de la pause et se dilatent lorsque la reprise respiratoire s'effectue (Ziemsen).

Les phénomènes dyspnéiques sont, dans certains cas accompagnés d'agitation, les mouvements respiratoires semblent pénibles et paraissent se faire avec difficulté. Dans d'autres circonstanc es, au contraire, le rhythme Cheyne-Stokes s'effectue tranquillement, c'est-à-dire que la reprise respiratoire se fait graduellement sans effort, la respiration est aussi suspirieuse, profonde, mais non anxieuse ; puis le malade paraît simplement oublier de respirer, cette période d'apnée ne s'accompagne d'aucun trouble.

Ces particularités nous ont conduit à admettre deux variétés du rhythme de Cheyne-Stokes. Nous les avons observées sur les malades dont nous résumerons les observations un peu plus loin ; nous les avons constatées également dans nos expériences ; ainsi les animaux auxquels nous avons injecté du *carbonate d'ammoniaque* ont présenté le rhythme respiratoire de Cheyne avec agitation, avec dyspnée très-anxieuse ; ceux qui, au contraire, ont été soumis à l'action de la *créatine* ont été pris du même rhythme respiratoire, mais avec dyspnée suspirieuse, tranquille pour ainsi dire. Nous aurons, d'ailleurs, à étudier ces différences dans le cours de ce chapitre lorsque nous analyserons les expériences que nous avons faites.

Cheyne a observé le premier, en 1816, le mode respiratoire dont nous nous occupons chez un malade atteint de dégénérescence graisseuse du cœur.

Stokes, en 1854, fit de ce phénomène un symptôme presque pathognomonique de la stéatose cardiaque à son dernier stade.

Théodore van Dusch (1867), dans son traité des maladies du cœur, signala l'existence de ce signe dans les maladies cérébrales, les tumeurs du cerveau, les méningites, et en particulier la méningite tuberculeuse. Déjà, dans cette dernière affection, *Trousseau* avait indiqué l'existence d'un rhythme respiratoire particulier qui n'est autre que le rhythme de Cheyne.

Enfin *Traube*, en 1871, appela sérieusement l'attention sur ce phénomène et lui donna le nom de phénomène respiratoire de Cheyne-Stokes. Il l'observa chez un malade atteint d'une double lésion aortique et d'insuffisance mitrale mais sans que l'autopsie eût permis de constater une dégénérescence graisseuse du cœur. Enfin, il observa ce rhythme respiratoire dans certaines maladies cérébrales (hémorrhagies, tumeurs, méningites tuberculeuses) ; mais dans tous ces cas les malades étaient privés de connaissance, ils étaient dans le coma au moment où il constata le phénomène.

Traube donna de ce trouble respiratoire l'explication suivante : Pour lui il se produit, dans les circonstances qui peuvent déterminer une diminution de l'irrigation artérielle dans le bulbe où siége le centre respiratoire (affections aortiques ou mitrales, cœur gras, hémorrhagie cérébrale, épanchement méningé ou intra-ventriculaire qui diminuent la circulation intra-crânienne d'une quantité de sang égale au volume de l'épanchement).

Pendant la pause, l'acide carbonique s'accumule dans le système pulmonaire, les nerfs vagues seuls sont excités, la respiration est superficielle. L'acide carbonique continuant à s'accumuler dans les artères du corps, tous les nerfs sensibles sont excités aussi, et la respiration devient dyspnéique. Mais cette respiration profonde élimine l'acide carbonique : bientôt il n'y en a plus assez pour exciter les nerfs sensibles de la périphérie, la respiration redevient superficielle ; enfin, il n'y en a plus assez pour exciter les nerfs vagues pulmonaires, la respiration se suspend. (Traube. — Zür théorie des Cheyne-Stokes'schen athmungs-phäenomens. — *Berliner Klin. Wochenschrift*, 1871 et 1874.)

D'autres auteurs, *Mader*, de Vienne ; *Ziemssen d'Erlangen* ; *Bernheim* (Gaz. hebdomad. de méd. et de chirurg., 20, 28 et 31, 1873) se sont occupés de cette question, mais sans élucider beaucoup la physiologie pathologique de ce phénomène. On ne trouve guère dans les mémoires de ces médecins qu'une énumération de faits cliniques, mais la théorie de Traube semble être pour eux suffisante, et on ne trouve dans ces travaux aucune expérience faite en vue de contrôler les idées de Traube.

En 1874, *Filehne* publia deux mémoires sur le sujet que nous étudions. (*Berliner Klin. Wochensch*, 1874, n°s 13, 14, 33, et 35). Pour cet auteur la condition indiquée par Traube, c'est-à-dire la diminution d'excitabilité du centre nerveux respiratoire ne suffit pas pour la production du phénomène de Cheyne-Stokes. Pour lui, il faut, en outre, que cette excitabilité soit tombée au-dessous du niveau de celle du centre vaso-moteur. Nous n'avons nullement l'intention d'analyser en détails le travail de Filehne ; nous nous contenterons de donner le résumé de ses observations et de ses expériences.

D'après *Filehne*, le phénomène de Cheyne-Stokes se produit quand, par suite d'accumulation d'acide carbonique, le centre vaso-moteur se trouve mis dans un état d'excitation notable, d'asphyxie véritable, mais pourtant encore insuffisante pour exciter le centre respiratoire.

La contraction artérielle qui survient à la fin d'une pause effectue une anémie progressivement croissante du centre respiratoire. Cette anémie incite l'homme malade ou l'animal à respirer avec une ampleur de plus en plus considérable. Par suite d'inspirations énergiques, l'individu artérialise bien son sang ; la contraction vasculaire cesse, l'anémie du centre respiratoire et l'excitation à respirer diminuent.

C'est pourquoi les inspirations deviennent de plus en plus superficielles. Dès que la contraction artérielle a totalement cessé, le sang hématosé qui arrive en grande quantité au centre respiratoire y produit un état d'apnée ; autrement dit, il n'existe plus de besoin de respiration ; en conséquence, survient une pause qui trouvera fin quand une espèce d'asphyxie aura de nouveau mis en jeu la contractilité des artères. Certainement les théories de Traube et de Filehne sont extrêmement séduisantes, mais nous avons fait un grand nombre d'expériences en vue d'étudier le mode de production de l'apnée, et nous ne sommes pas arrivé aux mêmes conclusions. Ainsi qu'on le verra plus loin, notre interprétation du phénomène de Cheyne est différente. C'est précisément dans le but de permettre la comparaison de nos idées et de celles des médecins précédents que nous avons cru nécessaire de rappeler brièvement les conclusions des mémoires importants de Traube et de Filehne.

Notre but, comme nous l'avons dit au commencement de ce chapitre, est d'étudier le phénomène de Cheyne-Stokes comme forme particulière de dyspnée urémique, se rencontrant principalement dans le cours de la néphrite interstitielle. C'est là un point de l'histoire de cette affection qui n'a été, que nous sachions, signalé par aucun auteur jusqu'à présent.

Nous exposerons donc d'abord les faits cliniques que nous avons observés ; cette étude clinique sera suivie de l'analyse détaillée des expériences que nous avons faites pour reproduire le phénomène de Cheyne-Stokes en injectant à des animaux divers principes toxiques regardés par tous les auteurs comme étant principalement la cause de ces accidents dits urémiques. Puis, nous présenterons les expériences que nous avons instituées pour arriver à interpréter le phénomène. Enfin, nous terminerons en cherchant à rattacher les faits cliniques aux faits observés dans nos expériences. et nous espérons pouvoir donner du système de Cheyne-Stokes une explication satisfaisante.

§ I.

ÉTUDE CLINIQUE DE LA RESPIRATION DE CHEYNE-STOKES DANS LA NÉPHRITE INTERSTITIELLE.

Presque toutes nos observations ont été recueillies à l'hôpital Necker pendant l'année 1876, dans le service de notre savant maître, *M. le professeur Potain*, dont nous avions l'honneur d'être l'interne.

Nos observations sont au nombre de 7. Le nombre total de néphrites interstitielles observées en 1876 dans le service de M. Potain ayant été de 19, on voit que la proportion des cas de respiration de Cheyne-Stokes dans le cours de cette maladie est assez grande. A nos observations personnelles, nous en ajouterons deux autres que nous devons à l'extrême obligeance de notre ami, *M. le Dr J. Renaut*. Ces deux observations ont été recueillies dans le service de *M. le professeur Hardy, à l'hôpital de la Charité.*

Obs. I. — Hôpital de la Charité, service de M. le professeur Hardy. — Le nommé R..., salle Saint-Charles, n° 2, entré le 17 décembre 1876. A son entrée, cet homme présentait tous les signes d'une affection mitrale et de plus de l'albuminurie dépendant d'une néphrite interstitielle d'origine cardiaque. Les premiers jours, ce malade n'avait que fort peu de gêne respiratoire ; en tous cas, la respiration n'avait aucun rhythme particulier.

Le 24 déc., la respiration prit un caractère spécial ; elle se rhythma comme dans le phénomène de Cheyne-Stokes. On constatait environ 14 respirations par minute. Voici quel était le rhythme de la respiration : il y avait une série de grandes inspirations s'atténuant progressivement, s'éteignant et arrivant à l'apnée complète. Cette apnée durait environ de 30 à 40 secondes, et la respiration reprenait par degrés comme elle s'était éteinte. Le phénomène se produisait toutes les deux minutes. Pendant la reprise de la respiration, la dyspnée n'était pas bruyante, elle était au contraire assez tranquille. Il n'y avait pas de convulsions. Le cœur conservait son rhythme ; cependant il se ralentissait un peu pendant l'apnée. Ajoutons qu'il n'y avait pas de coma ; le malade présentait absolument le même état pendant et après l'apnée. Pas de troubles intellectuels. Donc, il n'y avait aucune modification des centres nerveux pendant le phénomène de Cheyne-Stokes. Ce fait a pour nous une grande valeur, ainsi qu'on le verra plus loin.

Obs. II. — Cette seconde observation est relative à un malade du service de M. Hardy, à la Charité, salle Saint-Charles, n° 20. Le malade avait, comme le précédent, une affection mitrale avec néphrite cardiaque. Il présentait un rhythme de Cheyne-Stokes très-net et identique à celui du malade de l'observation I.

Nous n'avons pas l'intention de donner en détails les

observations que nous avons recueillies. Nous ne signalerons que les faits qui ont trait à notre sujet. De plus, il serait en effet inutile de répéter à propos de chaque malade la description du phénomène de Cheyne-Stokes. Nous nous sommes d'ailleurs suffisamment étendu au début de ce chapitre sur le rhythme respiratoire pour n'avoir pas à y revenir. Je dirai seulement que dans toutes nos observations, à part quelques variations dans l'intensité, dans la durée du phénomène, le rhythme respiratoire était évident, accompagné des symptômes accessoires déjà décrits et sur lesquels nous ne voulons pas revenir. Ces observations ont toutes été contrôlées par M. Potain, dans le service duquel je les ai recueillies.

Obs. III. — Hôpital Necker, salle Saint-Louis, nº 11. — Z..., peintre, 51 ans. Cet homme, soigné au mois de janvier 1876 pour des accidents d'intoxication saturnine, rentra de nouveau dans le même service le 7 juillet 1876, présentant des symptômes de néphrite interstitielle très-évidente. Cette néphrite s'accompagnait de l'hypertrophie cardiaque, avec le bruit de galop. Quelques jours après son entrée éclatèrent les accidents urémiques, et en particulier des troubles dyspnéiques. La dyspnée présenta rapidement le type intermittent.

Le 9 juillet, le rhythme de Cheyne-Stokes fut très-nettement accusé. Il y avait des périodes de suspension respiratoires de 25 secondes, suivies de reprises de la dyspnée progressive s'accompagnant de dilatation pupillaire, de déviation du cou à gauche et d'agitation. L'urée était en très-faible quantité dans l'urine.

Ce rhythme respiratoire persista jusqu'à la mort. L'autopsie confirma le diagnostic de la lésion rénale porté pendant la vie.

Obs. IV. — Le nommé R.... 47 ans, salle Saint-Louis, nº 11, 22 janvier 1876. — Néphrite interstitielle, avec bruit de galop symptomatique d'hypertrophie cardiaque. *Urines* abondantes, claires, peu albumineuses, diminution de la quantité d'urée, 9 grammes par litre.

Le 23 janvier, apparition des accidents dypsnéiques. *Respiration de Cheyne-Stokes.* Nous ajouterons que chez ce malade les accidents urémiques dépendaient non-seulement de la néphrite interstitielle, mais encore d'une altération du foie, lequel était manifestement hypertrophié.

Obs. V. — R..., 70 ans, salle Saint-Jean, nº 31, entré le 26 mars 1876.

Néphrite interstitielle avec tous ses caractères habituels. Accidents urémiques. Respiration de Cheyne-Stokes le jour de l'entrée du malade. Dans ce cas, le phénomène de Cheyne-Stokes était peu marqué, mais il était facile de le reconnaître cependant. Il n'y avait pas de suspension complète de la respiration ; mais on observait très-nettement des alternatives de dyspnée très-intenses séparées par des intervalles dans lesquels la respiration était superficielle, ralentie, mais non suspendue. C'est là, en effet, un type du rhythme de Cheyne-Stokes, que l'on observe encore assez souvent.

Obs. VI. — G..., 62 ans, salle Sainte-Anne, nº 2, entrée le 2 janvier 1876.

Néphrite interstitielle vulgaire. Phénomènes de Cheyne-Stokes le 9 janvier.

Dans cette observation, j'ai mentionné que le type était complet. Mais je dois noter que chez cette malade le rhythme de Cheyne-Stokes s'est manifesté en même temps que du coma et qu'il a succédé à une dyspnée qui a été continue pendant les premiers jours.

Obs. VII. — G..., 49 ans. Salle Saint-Jean, n° 20. Entré le 24 août 1876.

Cet homme, alcoolique, présentait à son entrée à l'hôpital les signes d'une affection mitrale (insuffisance) ; de plus, le foie était volumineux, et l'on observait, en outre, les symptômes d'une néphrite interstitielle ordinaire. En effet, les urines étaient analogues à celles de la néphrite interstitielle vulgaire et non à celles de la néphrite interstitielle cardiaque. Du reste, autre les signes de l'insuffisance mitrale, on constatait la présence d'un bruit de galop cardiaque qui ne pouvait laisser de doutes.

Le 2 septembre, apparition d'accidents urémiques ; la respiration prit alors le caractère du rhythme de Cheyne-Stokes classique. Dans ce cas encore l'urémie était à la fois sous la dépendance de l'altération du foie et du rein.

Obs. VIII. — Br..., 55 ans. Salle Saint-Jean, n° 27. Entré le 1er avril 1876.

Cette observation est intéressante à plusieurs points de vue. En effet, le malade était goutteux ; il avait été soigné à Vichy pour des accidents de la goutte (lésions articulaires du gros orteil gauche, dyspepsie, etc). A son entrée, nous constatâmes les lésions de la goutte au niveau de l'articulation dont nous venons de parler, de la dyspepsie très-accusée, de la gêne de la respiration et aussi des symptômes de néphrite interstitielle avec bruit de galop cardiaque. Le malade nous apprit qu'il avait souvent la respiration gênée et que depuis 1870 ces troubles respiratoires survenaient par accès et que, de plus, pendant ces accès, il avait observé qu'il avait des moments de répit. Nous pensâmes d'abord simplement à des accès d'asthme si fréquents chez les goutteux. Mais, deux jours après, nous nous expliquâmes parfaitement l'observation du malade lui-même. En effet, le 3 avril, l'oppression augmenta et la dyspnée prit le caractère très-net du phénomène de Cheyne-Stokes. Notre malade avait donc probablement, depuis 1870, de la dyspnée avec le rhythme de Cheyne. C'est là un exemple intéressant de ce phénomène persistant pendant plusieurs années. En général, en effet, le phénomène de Cheyne-Stokes n'arrive que dans une période déjà avancée de la néphrite interstitielle ; et, dans tous les cas que nous avons observés (dans le cours de cette affection rénale), cet accident n'a précédé la mort que de quelques jours. Aussi pouvons-nous admettre que dans le cours de la néphrite interstitielle l'apparition du phénomène de Cheyne-Stokes doit être regardé comme étant d'un pronostic très-grave. Nous nous hâtons de dire qu'il n'en est pas de même dans toutes les autres maladies dans lesquelles on le constate, mais c'est là un point qui ne doit pas nous occuper, étant donnée la limite que nous nous sommes imposée pour notre travail.

Obs. IX. — Cette observation est la dernière que nous ayons recueillie. La malade qui en fait le sujet était âgée de 44 ans et était entrée le 5 septembre 1876, salle Sainte-Thérèse, n° 15.

Nous avons déjà eu occasion de parler de cette malade dans le chapitre II de notre mémoire à propos du rôle que doit jouer le spasme vasculaire dans la néphrite interstitielle. Cette femme avait été prise brusquement, à la suite d'un refroidissement, de tous les symptômes de la néphrite interstitielle : polyurie, urine claire, peu albumineuse, œdèmes très-peu accentués ; et, de plus, d'hypertrophie cardiaque avec bruit de galop. Très-rapidement également survinrent des accidents urémiques : troubles de la vue sans lésion rétinienne, céphalalgie, vomissements, douleurs articulaires sans gonflement des articulations, enfin troubles respiratoires.

La gène de la respiration ne tarda pas à s'accompagner

de dyspnée très-intense. Mais cette dyspnée se rhythma et prit bientôt le type du phénomène de Cheyne-Stokes de la façon la plus évidente.

Nous avons déjà fait connaître notre opinion à propos de cette observation. Nous pensons, avons-nous dit, que des accidents aussi rapides ne peuvent être regardés, au début, comme dépendant d'une néphrite interstitielle. Certes, ce sont bien les symptômes et les complications de cette forme du mal de Bright, mais nous nous expliquons ces faits par la présence d'un spasme des vaisseaux survenu tout à coup sous l'influence du froid. Ce spasme a amené rapidement les mêmes troubles que ceux que produit progressivement l'artério-sclérose. Du reste, je pense que ce spasme, agissant aussi sur les vaisseaux artériels du poumon, a dû favoriser beaucoup l'apparition de la dyspnée. Mais je crois également que la gêne circulatoire du rein, occasionnée par le spasme vasculaire, a dû déterminer rapidement la rétention dans le sang des matières extractives de l'urine. Cette rétention brusque a provoqué l'apparition des accidents urémiques, lesquels, soit du côté du poumon, soit du côté du cerveau peuvent être expliqués par la concomitance des deux causes que nous venons de signaler (spasme et altération du sang). Je rappellerai ici que, dans le chapitre précédent, j'ai fait ressortir l'influence que devaient avoir les matières extractives retenues dans le sang, sur le développement du spasme vasculaire lui-même. Je reviendrai, d'ailleurs, sur ce point plus loin lorsque je discuterai la raison des intermittences des accidents urémiques, celles de la dyspnée particulièrement.

Chez notre malade, nous avons pu constater le développement consécutif d'une néphrite interstitielle qui, alors, a évolué chroniquement sans donner lieu à d'autres particularités intéressantes.

Nous prouverons bientôt que cette théorie, reposant sur

le spasme vasculaire, n'est pas une simple supposition.

Après avoir étudié les faits cliniques qui ont été soumis à notre observation, nous allons présenter les diverses expériences que nous avons faites en vue de reproduire le phénomène de Cheyne-Stokes et de l'expliquer. On pourra se convaincre que l'état de la tension artérielle vient à l'appui de cette idée que dans l'urémie certains accidents sont dus en partie au spasme des vaisseaux.

Nous répéterons encore une fois ici que ce spasme n'est pas la seule et unique cause des accidents ; mais nous pensons qu'il joue un rôle et qu'il vient ajouter ses effets à ceux qui résultent de l'altération du sang sur laquelle nous avons tant insisté.

§ II.

ÉTUDE EXPÉRIMENTALE DU RHYTHME DE CHEYNE-STOKES DANS L'URÉMIE.

Afin de nous mettre dans des conditions susceptibles de reproduire les accidents urémiques, nous avons fait sur des chiens des injections intra-veineuses avec des solutions plus ou moins étendues d'urée, de carbonate d'ammoniaque et de créatine. Nous avons essayé aussi de provoquer l'urémie en faisant la ligature des uretères ; mais à la suite de plusieurs essais infructueux, nous avons été obligé d'y renoncer.

Toutes nos expériences ont été faites *dans le laboratoire de M. le professeur Marey, au Collége de France, avec l'aide de M. le Dr Franck*, que je tiens à remercier ici de son extrême obligeance.

1re SÉRIE D'EXPÉRIENCES.

(Injection de carbonate d'ammoniaque et de créatine.)

1re *expérience.* — Sur un chien d'assez forte taille, nous avons injecté 8 grammes de *carbonate d'ammoniaque.* A la suite de cette injection, l'animal fut pris de mouvements convulsifs, de nausées et de vomissements ; la respiration devint précipitée ; mais après quelques instants, le chien tomba dans une résolution assez profonde, et nous assistâmes alors à des modifications très-importantes du rhythme respiratoire. Les mouvements respiratoires commencèrent d'abord par se ralentir, puis, à un moment, la respiration se suspendit complètement, il y eut une période d'apnée qui se prolongea pendant 1 minute 1/2 environ. A la suite de cette pause, la respiration reprit ; il se fit une série d'inspirations de plus en plus profondes, diminuant ensuite progressivement pour laisser place à une nouvelle pause respiratoire de même durée que la première. Ces phénomènes se reproduisirent presque jusqu'à la mort de l'animal, cinq heures après l'injection.

Il y avait donc eu reproduction du phénomène de Cheyne-Stokes sous l'influence du carbonate d'ammoniaque. J'ajouterai que, pendant l'apnée, les pupilles se dilataient, et que très-manifestement le chien déviait son cou du côté gauche ; le phénomène était donc complet. Mais un autre fait intéressant, c'est que dans le cas présent, lorsque la respiration reprenait, elle s'accompagnait d'agitation, se faisait avec beaucoup d'efforts. Cette circonstance importante à noter montre déjà que le carbonate d'ammoniaque détermine une dyspnée d'une forme spéciale.

2e *expérience.* — Cette seconde expérience a été faite également sur un chien, le 9 mars 1877.

Dans cette expérience, nous avons injecté 1 *gramme seu-*

lement de carbonate d'ammoniaque. Avant l'injection, l'animal respirait 11 fois par minute.

On fait une première injection de 0,50 centig. de carb. d'amm. Aussitôt l'animal est pris d'une raideur tétanique très-marquée et accompagnée de quelques secousses.

Vomissements, rétrécissements des pupilles. Deux minutes après l'injection, il n'y a plus que 8 respirations par minute. Il y a donc ralentissement, mais ce ralentissement porte non pas sur le mouvement respiratoire, mais sur l'intervalle des inspirations, c'est-à-dire qu'entre chaque moment respiratoire, il y a une sorte de pause expiratoire, mais peu marquée. Il semble qu'il y ait là l'ébauche du phénomène de Cheyne. Cinq minutes après, deuxième injection de 0,50 centigr. suivie de convulsions toniques; opisthotonos énorme, la poitrine tendue. Après quelques instants, la détente de la poitrine se fait par saccades correspondant chacune à un petit mouvement respiratoire complet.

Après la cessation de la raideur tétanique, on observe une série d'inspirations suivie d'une apnée qui dure 30 secondes. Au moment de l'apnée, il y a de la dilatation des pupilles, de l'anesthésie de la cornée. Puis, nouvelle reprise respiratoire, quatre inspirations de plus en plus petites, suivies d'une grande inspiration, à laquelle succède une apnée de 15 secondes.

Puis nouvelle série identique, suivie d'une apnée de 35 secondes, et ainsi de suite jusqu'à l'arrêt définitif de la respiration.

Cette observation n'a pas besoin de commentaires. Elle montre suffisamment que le carbonate d'ammoniaque détermine le rhythme de Cheyne. Elle prouve, en outre, qu'il suffit de 0,50 centigr. de carb. d'amm. pour produire les accidents dont nous venons de parler.

3 *expérience*. — Nous avons fait dans le cas présent une

injection de 2 gr. 50 *de créatine* dans la veine fémorale gauche d'un chien de petite taille.

Cinq minutes après l'injection, l'animal fait de grandes inspirations, il frissonne; mais pas d'agitation convulsive. Les mouvements respiratoires sont de 20 par minute. Les inspirations sont séparées les unes des autres par des pauses assez marquées.

Le chien n'a ni nausées, ni vomissements; il ne se plaint pas.

L'état général ne semble nullement modifié par l'injection de créatine (il y a donc une énorme différence d'avec les résultats donnés par le carbonate d'ammoniaque). S'il n'y avait une modification dans la respiration, on pourrait dire que la créatine est sans action.

Une heure après l'injection, même état général du chien; mais la respiration se modifie. Il n'y a pas de dyspnée proprement dite; mais les inspirations deviennent de plus en plus amples et lentes en même temps. Enfin on ne tarde pas à voir se produire *une pause respiratoire* de 15 secondes; cette pause a été précédée d'une inspiration plus profonde que les autres, elle a été suivie de plusieurs grandes inspirations.

A partir de ce moment, on observe pendant deux heures, jusqu'à ce qu'on sacrifie l'animal, des séries assez régulières de pauses respiratoires et de reprises, en tout analogues au rhythme de Cheyne-Stokes.

Ce qui est à noter principalement dans cette observation, c'est que ce rhythme respiratoire a toujours été tranquille, c'est-à-dire que la respiration n'a jamais été dyspnéique; seul son rhythme était modifié, mais il n'y a pas eu d'agitation comme dans les expériences précédentes. En un mot, elle ressemblait beaucoup à celle que l'on observe dans certaines affections cérébrales.

Nous avons noté aussi dans cette expérience que le cœur s'était accéléré très-notablement à la suite de l'injection.

Nous avons fait également des *injections d'urée* sur un autre chien. Mais nous n'avons obtenu aucun accident, aucune modification de la respiration. Ce sont donc là des observations négatives, il est vrai, mais qui ont cependant une grande valeur, puisqu'elles ont prouvé que l'urée seule ne provoquait rien, ce que nous avions d'ailleurs déjà pensé après avoir constaté que le sang n'était nullement altéré dans ces cas.

Telles sont les expériences que nous avons entreprises afin de voir quels étaient les principes qui, retenus dans le sang, provoquaient les accidents urémiques en général et les troubles respiratoires en particulier. Nous avons reproduit ainsi les troubles urémiques, et le phénomène de Cheyne-Stokes, et, de plus, nous avons pu constater que les seuls principes qui déterminaient les accidents étaient ceux que nous avons vus, dans le chapitre Ier, produire des altérations spéciales du sang. Enfin nous avons remarqué que de ces principes, le *carbonate d'ammoniaque*, c'est-à-dire celui dont l'action destructive sur le sang est la plus rapide et la plus intense, provoquait un rhythme de Cheyne dyspnéique, tandis que la *créatine*, dont l'action est plus lente et moins accentuée, ne fait que modifier le rhythme respiratoire, lequel présente alors un caractère spécial, mais n'est nullement dypsnéïque comme dans le cas précédent.

Nous aurons à revenir sur ces faits, lorsque nous discuterons, à la fin de ce chapitre, la cause de ces intermittences respiratoires.

Afin d'arriver à une conception aussi nette que possible de la raison de ce phénomène, il était nécessaire de nous dégager des conditions complexes que l'on rencontre dans l'urémie, et de chercher à produire le rhythme de Cheyne-Stokes dans des expériences plus simples, plus faciles à analyser. Il fallait absolument que nous nous rendissions compte de la cause de l'apnée en général ; c'est ce que nous avons fait. On verra qu'en procédant ainsi, nous avons pu remonter du simple au composé, et expliquer les faits d'une façon qui nous a paru assez claire.

Ce sont les différentes séries d'expériences faites par nous au Collége de France que nous allons exposer.

2° SÉRIE D'EXPÉRIENCES.

Trachéotomie. respiration artificielle, excitation du nerf pneumogastrique, leur influence sur le rhythme respiratoire.

1° Dans une *première expérience*, nous avons fait la *trachéotomie* à un chien. Avant l'opération, la respiration est un peu irrégulière à cause de l'agitation de l'animal. Nous notons spécialement cette agitation, car elle nous paraît être une des conditions favorables à la production de l'apnée après la trachéotomie. Nous verrons dans un instant pourquoi nous pensons ainsi.

On fait la trachéotomie. Aussitôt la trachée ouverte, l'animal, continuant à se débattre, fait une série de grandes inspirations avec entrée d'air en grande quantité dans ses poumons. Les mouvements se calment au bout de quelques instants, la respiration se ralentit et nous voyons se produire l'*apnée*. Cette apnée est quelquefois suivie d'une reprise respiratoire bruyante à laquelle succède également une apnée d'assez longue durée. Mais, quelquefois, l'apnée est pour ainsi dire *permanente*, interrompue seulement par quelques mouvements respiratoires espacés et profonds, presque en nombre égal.

Pour que l'apnée se produise après la trachéotomie, il nous semble nécessaire que l'animal soit agité avant l'opération et au moment où l'on ouvre la trachée. Ces expériences, que nous avons souvent répétées, prouvent l'importance de cette condition ; car lorsque l'animal est tranquille avant l'opération, l'apnée ne se produit pas après l'ouverture du canal trachéal.

Mais après avoir fait cette expérience, nous avons cherché si les mêmes phénomènes se produisaient *après l'opération de la trachéotomie, chez l'enfant.* Or, dans un certain nombre de cas, on voit que, aussitôt la trachée incisée et la canule introduite, l'enfant suspend sa respiration; il se produit une apnée qui parfois se prolonge assez longtemps, et fait craindre un arrêt définitif de la respiration. On attend avec anxiété le premier mouvement inspiratoire que l'on provoque assez souvent en faisant la respiration artificielle. Ce sont là des faits d'observation. Cependant avant l'opération l'enfant respirait encore, très-péniblement, il est vrai; souvent il est agité avant l'opération. Le fait évident est donc que, après la trachéotomie chez l'enfant, on peut voir se manifester le phénomène que nous avons reproduit expérimentalement chez le chien.

Expérience II. — L'animal étant trachéotomisé et ayant dans la trachée un tube bifurqué, nous soumettons le chien à la *respiration artificielle* par une branche du tube, l'autre étant fermée.

Quand la respiration est réglée de manière à introduire dans les poumons de l'animal une quantité d'air supérieure à celle qu'il aurait introduite, en respirant d'une façon normale dans le même temps, au moment où l'on cesse la respiration artificielle et où l'on abandonne l'animal livré à lui-même, en lui laissant la possibilité de respirer, *il ne respire pas* (apnée).

Donc, y a-t-il lieu d'assimiler la manœuvre à laquelle on a soumis l'animal (c'est-à-dire la respiration artificielle forcée) aux grands mouvements respiratoires, qu'il exécute spontanément quand on vient de lui ouvrir la trachée ?

Et est-il logique de reconnaître la même cause à la pause respiratoire consécutive, soit aux grands mouvements respiratoires, soit à la respiration artificielle ?

En apparence les deux pauses respiratoires ont une cause commune, l'introduction préalable d'une trop grande quantité d'air.

Mais il faut faire une réserve relative au point suivant : L'animal auquel on a imposé un rhythme respiratoire (respiration artificielle), auquel il est resté étranger, cet animal, dis-je, doit-il forcément reprendre de suite son rhythme normal, sitôt qu'on lui en laisse la possibilité, en cessant la respiration artificielle, ou bien ne lui faut-il pas un certain temps pour rentrer dans ces conditions normales?

Nous avons résolu la question ainsi qu'il suit:

La respiration artificielle, tout en commandant les mouvements de l'animal, est-elle réglée de façon à n'introduire dans le poumon qu'une quantité d'air normale. Au moment où on vient à cesser la respiration artificielle, *il ne se produit pas d'apnée.*

Par conséquent, il semble bien que ce soit la quantité d'air introduite dans le poumon, avec les conséquences qui en découlent, qui est la cause d'apnée.

Pour chercher à interpréter le mode de production de l'apnée après introduction d'air en grande quantité dans les poumons, il fallait:

1° Eliminer les influences purement mécaniques, qui permettaient de considérer la pause respiratoire comme un repos de compensation nécessité par les grands mouvements antérieurs. La reproduction des conditions mécaniques précédentes, avec *un gaz irrespirable, mais non toxique*, hydrogène ou azote, a bien prouvé que malgré les grands mouvements respiratoires qui suivent la trachéotomie, malgré l'introduction dans le poumon d'un grand volume de gaz, pour la respiration artificielle, la pause respiratoire ne survenait pas, et qu'au contraire l'animal manifestait le besoin de respirer par une dyspnée continue.

2° Il fallait alors chercher dans les conditions nouvelles d'oxygénation du sang les raisons que ne suffisaient pas à donner les infinences mécaniques.

Nous avons employé pour élucider ce deuxième point une série de moyens, différents en apparence, mais aboutissant aux mêmes résultats.

Nous avons répété bien des fois l'expérience suivante qui a pour nous une très-grande valeur.

L'animal ayant un manomètre dans une artère (artère fémorale de préférence) et sur la poitrine un appareil qui explore à la fois les battements du cœur et les mouvements respiratoires, l'animal, dis-je, est soumis à *l'excitation du bout périphérique d'un des deux nerfs pneumogastriques.*

Pendant cette excitation le cœur s'arrête et la respiration continue.

Il résulte de l'arrêt du cœur, que c'est toujours la même quantité de sang qui subit dans le poumon l'oxygénation déterminée par la continuation des mouvements respiratoires. Nous ne supposons pas bien entendu que l'oxygénation puisse être indéfinie, car, à partir d'un certain degré de saturation, il n'y a plus fixation d'oxygène ; mais il faut bien noter que l'élimination de l'acide carbonique continue, à mesure que l'oxygène se fixe par le sang contenu dans le poumon.

Or, d'après ce que l'on sait par les expériences de *M. Paul Bert*, l'augmentation de la quantité d'oxygène répond à une diminution d'acide carbonique et réciproquement.

Il en résulte que, tant qu'aura duré l'arrêt du cœur, l'animal aura fait sur le sang contenu dans le poumon une accumulation d'oxygène, et se sera débarrassé de l'acide carbonique.

Dès lors, sitôt que le cœur reprend, c'est cette provision de sang suroxygéné qui est envoyée dans les artères. Sa distribution ultérieure doit être surtout importante à considérer dans les centres nerveux, encéphalique et médullaire; et nous voici amené à considérer comme cause possible de *l'apnée*, dans les conditions précédentes, l'irrigation des centres nerveux par un sang suroxygéné.

Il nous aurait semblé d'abord assez facile de reproduire pour ainsi dire schématiquement sur l'animal vivant les derniers termes de l'expérience précédente, c'est-à-dire nous dégageant de toute autre influence, de borner notre expérience à envoyer directement au cerveau du sang artificiellement chargé d'oxygène. Plusieurs essais restèrent infructueux pour des raisons de difficultés opératoires et techniques.

Mais en nous plaçant dans des conditions d'expérimentation meilleure, nous sommes arrivé à réaliser l'expérience projetée, de deux façons différentes ; mais, comme on va le voir, l'expérience a été troublée par l'intervention de conditions nouvelles auxquelles nous n'avions pas songé.

Expérience. — Sur le chien, nous avons établi sur le trajet de la carotide primitive une sorte de diverticulum élastique reproduisant un anévrysme latéral; le cours du sang dans la carotide n'était pas interrompu, grâce à un tube en T placé parallèlement à l'axe du vaisseau.

On faisait arriver dans l'ampoule élastique de l'oxygène pur obtenu avec le chlorate de potasse.

En établissant ensuite la communication entre l'artère et la poche, on agitait le sang envoyé par le bout cardiaque de l'artère avec l'oxygène contenu dans l'ampoule. L'appareil était disposé du reste de façon qu'il n'y eût pas danger d'introduction de bulles de gaz dans le bout supérieur de la carotide.

Au moment où l'on comprimait cette poche, en pinçant l'artère au-dessous et en chassant ainsi le sang vers le cerveau, ce n'est point de l'apnée que nous avons obtenu, mais c'est l'arrêt du cœur et des mouvements convulsifs. La respiration s'est bien arrêtée, mais comme elle s'arrête chez les tétaniques.

Sans entrer dans plus de détails, nous dirons que des expériences de vérification nous ont permis de saisir la raison de ces phénomènes et de les attribuer à une compression brusque intracrânienne.

Autre expérience. — Pour éliminer cette cause de perturbation (compression du cerveau), nous avons eu recours à la circulation artificielle dans la tête par un *procédé déjà employé par Brown-Séquard et qui consiste à rendre la circulation céphalique indépendante de celle du reste du corps.*

Dans ces conditions, le cœur de l'animal continue à battre sans projeter de sang dans la tête ; la respiration s'exécute avec un rhythme normal ; elle devient plus lente, mais enfin elle est régulière.

Le sang que nous faisions circuler dans la tête était à volonté chargé d'oxygène ou d'acide carbonique, grâce à deux réservoirs contenant chacun une espèce de sang différente et chacun sous une égale pression.

Quand on faisait circuler le sang chargé d'acide carbonique, les convulsions éclataient aussitôt, la respiration devenait tumultueuse, la pression artérielle de la fémorale s'élevait très-haut sans que nous puissions subordonner cette élévation de pression à la présence de l'acide carbonique ou aux convulsions générales, étant données les conditions dans lesquelles se trouvait le chien, le cœur n'étant plus en communication avec les artères encéphaliques.

Mais quand c'était du sang oxygéné qui circulait, l'amplitude des mouvements respiratoires s'atténuait notablement sans cependant s'arrêter.

Il semble donc que nous ayons approché de la réalisation schématique qui avait échoué dans les premières expériences, puisque nous avons obtenu la modification des phénomènes respiratoires dans le sens cherché. Mais cependant le défaut d'apnée véritable nous impose d'apporter une grande réserve dans l'interprétation de ces résultats.

Si nous forcions la conclusion, nous arriverions à adopter pour la production de l'apnée le mécanisme suivant :

La respiration cesse d'exister lorsque l'oxygénation du sang est suffisante et que, par conséquent, il n'est pas besoin à la respiration de se produire.

Nous examinerons plus loin la question de savoir si on ne peut expliquer l'apnée d'une autre façon qu'en regardant la suroxygénation du sang qui se rend en bulbe comme étant la seule cause de la pause respiratoire.

Nous ne nions pas, bien entendu, le rôle que joue le système nerveux. Nos expériences prouvent assez que nous avons dirigé nos recherches en grande partie dans ce sens. Mais nous sommes persuadé qu'il n'est pas le seul qui doive être pris en considération et que le poumon lui-même, et directement, entre pour une grande part dans la production du phénomène.

Mais n'anticipons pas.

Cette théorie de la suroxygénation du sang (agissant sur les centres nerveux) comme cause d'apnée, a cours en Allemagne. On en trouve la discussion particulièrement dans les travaux de *Rosenthal*, de *Traube*, de *Filehne*.

Nous ne sachions pas cependant qu'elle soit bien appuyée

sur des raisons plus convaincantes que celles que nous-même considérons comme insuffisantes pour l'affirmer jusqu'ici.

Quand on répète *sur soi-même* l'expérience qui consiste à exécuter une série de respirations rapides et profondes, on n'éprouve, après avoir cessé les respirations, aucun besoin de respirer pendant un temps relativement très-long (une minute environ). Si nous cherchons à savoir quels phénomènes se sont produits en nous pendant les diverses phases de l'expérience et que nous interrogions à la fois les battements du cœur, ceux du pouls et nos propres sensations, nous retirons de cet examen un certain nombre d'indications qui peuvent avoir de l'intérêt au point de vue de l'interprétation du phénomène *apnée*.

A mesure que nous respirons rapidement et avec amplitude, nous sentons un degré croissant de vertige; le cœur devient plus rapide, le pouls précipité perd de son ampleur. Donc, vertige, diminution de la pression artérielle et accélération du cœur, tels sont les phénomènes qui se produisent avec une simultanéité apparente, mais qui, à l'analyse, se montrent subordonnés les uns aux autres.

Les troubles circulatoires sont évidemment les premiers à survenir, et le vertige que nous éprouvons en est la conséquence.

Si de cette expérience faite sur nous-même nous nous reportons aux phénomènes présentés par les animaux, nous voyons que chez eux la pression artérielle diminue quand se produit l'apnée pour reprendre son niveau premier à la réapparition des mouvements respiratoires.

Quelle part devons-nous faire à cette condition commune : d'un côté, la diminution de pression observée chez l'homme et chez les animaux ; et d'un autre côté l'accélération du cœur chez les uns et chez les autres ?

Faut-il la considérer comme cause ou comme effet ?

Il nous suffit, pour décider cette question, d'étudier les rapports *dans le temps* de ces phénomènes respiratoires et circulatoires. Or, toujours on voit les modifications du cœur et de la pression se présenter au moment où l'apnée s'établit, et, par conséquent, nous ne pouvons subordonner l'apnée à ce phénomène qui lui est simultané. Bien plus, il semble que l'apnée d'une part, la modification des battements du cœur et de la pression artérielle d'autre part, soient subordonnées à une cause qui leur serait commune, et cette cause est *peut-être* celle que nous avons tout à l'heure hésité d'énoncer d'une façon positive, l'oxygénation rapide et exagérée du sang lors des grands mouvements respiratoires dont nous avons parlé au début de ce paragraphe.

Si nous examinons maintenant les phases présentées par le rhythme respiratoire, par le rhythme cardiaque, par les valeurs successives de la pression artérielle chez les animaux soumis à un excès de pression barométrique, nous voyons qu'à mesure que s'élève cette pression du milieu dans lequel l'animal est plongé, sa respiration se ralentit, sa pression artérielle diminue, et le cœur s'accélère. Or, qu'a révélé l'analyse des gaz du sang, chez des animaux sous pression ? Il suffit de se reporter aux travaux bien connus et si remarquables de M. P. Bert, pour constater que toujours sous pression la quantité d'oxygène augmente dans le sang.

En résumé, c'est à une condition commune, la modification qualificative du sang, que nous nous voyons toujours force de revenir comme dernier terme de notre discussion.

Dans tous les cas où nous avons vu la respiration se ralentir ou s'arrêter spontanément, nous avons eu le droit d'admettre une modification réelle dans la constitution chimique du sang, et pour formuler sans préciser au delà des limites raisonables ou possibles, la raison des troubles respiratoires observés dans le cours de toutes nos expériences précédentes, nous dirons qu'ils nous ont paru liés à la modification qualitative du sang, et à l'influence de ce sang modifié sur les centres nerveux.

Cette action du système nerveux influencé par le sang n'est pas contestable; elle existe: nous en avons donné assez de preuves.

Mais à côté de ces faits positifs, nous devons mentionner certains résultats qui ne répondent pas complètement aux données précédentes.

Ce sont ces faits qui nous ont amené à interpréter en partie d'une autre façon la cause du rhythme respiratoire et de l'apnée.

Nous regardons comme très-important, nous le disons encore une fois, le rôle du système nerveux; mais, dans une question aussi complexe et aussi difficile à résoudre, la cause du rhythme respiratoire en général et de ses modifications en particulier, il ne faut pas rester exclusif.

PART QUE PREND LE POUMON DANS LE RHYTHME DE SON FONCTIONNEMENT.

Nous avons fait voir *le rôle du système nerveux*, nous allons tâcher de montrer quelle est, suivant nous, *la part que prend aussi le poumon lui-même dans le rhythme de son propre fonctionnement*.

Les explications qui vont suivre montreront, j'espère, que le poumon joue lui-même un rôle très-important dans dans le rhythme respiratoire et que la part qu'il y prend vient se surajouter à celle du centre nerveux bulbaire.

Cette dernière partie de notre travail sera moins étendue

que la précédente, car nous raisonnerons à l'aide des faits que nous avons déjà mentionnés dans les chapitres précédents.

Ainsi qu'on a pu le voir dns le chapitre II, nous n'avons pas eu besoin de mettre en jeu spécialement le système nerveux pour interpréter la cause du mécanisme de la dyspnée continue.

En effet, l'altération du sang (diminution du nombre des globules, diminution de capacité d'absorption pour l'oxygène) nous a suffi pour expliquer les troubles respiratoires. Nous avons comparé ce qui se passe, dans l'urémie, à ce que l'on observe pour les mêmes raisons dans l'anémie, dans la leucocythémie. Dans tous ces cas en effet la respiration devient plus fréquente afin de réitérer le plus souvent possible l'entrée de l'oxygène dans les voies respiratoires et d'amener ainsi une compensation à l'état des globules sanguins,

Nous avons également montré le rôle que joue aussi le spasme vasculaire dans certains cas, ce spasme déterminant une diminution dans l'étendue du champ de hématose et nécessitant par là même une dyspnée en quelque sorte compensatrice.

Or, par quel moyen le poumon qui est l'organe dans lequel se passe l'acte nécessaire à notre existence, je veux parler de l'hématose, appelle-t-il à son secours, si je puis dire ainsi, cette dyspnée compensatrice sans laquelle l'hématose ne serait pas satisfaite?

Cet appel se fait à l'aide d'une action réflexe. Je m'explique : c'est un fait parfaitement avéré que le sang joue vis-à-vis des organes avec lesquels il est en contact le rôle d'un agent excitant.

Pour démontrer ce fait, il suffit d'avoir présent à l'esprit ce qui se passe du côté du cœur. C'est en vertu de l'excitation du cœur par le sang contenu dans son intérieur ou dans son tissu propre que le cœur bat. Les battements de l'oreillette droite sont les derniers qui se produisent avant la mort, parce que c'est elle qui contient du sang la dernière; c'est elle on le sait, qui est l'ultimum moriens.

Mais de plus, suivant l'état du sang, suivant sa quantité ou sa qualité, les battements du cœur sont plus ou moins forts, plus ou moins fréquents. Or, c'est sous l'influence d'une action réflexe que se fait cette relation entre l'état du sang et l'état des battements du cœur. Dans les conditions ordinaires, lorsque le sang est normal, lorsque rien ne vient troubler la tension intra-vasculaire, l'action réflexe, partie des nerfs sensitifs de l'endocarde, remonte au centre nerveux bulbaire, d'où part à son tour une action centrifuge, laquelle réagit d'une part directement sur le nerf modérateur du cœur et d'autre part sur les nerfs vaso-moteurs en vue de maintenir un équilibre parfait. (Expériences de Cyon.) Dans ces conditions le cœur bat régulièrement. Mais il reste certain que c'est le cœur qui rhythme ses propres mouvements par l'intermédiaire de cette action réflexe, laquelle a son point de départ dans une excitation dépendant du liquide sanguin. Nous n'insisterons pas davantage sur cet exemple emprunté à l'histoire du rhythme cardiaque. Nous dirons seulement que, sous l'influence de ce même réflexe, l'état des battements du cœur est changé, lorsque le sang n'est plus dans ses conditions normales.

Ainsi lorsque la tension intra-cardiaque est trop grande, l'action centripète partie du cœur reflétant cet excès de tension, réagit par une action centrifuge sur le système vasomoteur, lequel par l'intermédiaire des nerfs vaso-dilatateurs détermine une dilatation vasculaire périphérique, permettant alors au sang de circuler plus largement et à l'excès de tension intra-cardiaque de cesser par conséquent. Au moment où ces phénomènes se passent, les battements du cœur se font de façon à venir en aide à cette dilatation vasculaire; en un mot ils ont changé de rhythme et de force.

D'autre part, nous savons parfaitement aussi que l'état du centre nerveux bulbaire lui-même, l'état du sang qui agit sur lui influent aussi directement sur le rhythme cardiaque. Les faits cliniques et expérimentaux ne laissent aucun doute à cet égard. Mais il n'en est pas moins vrai que les deux ordres d'explications que nous nous venons de rappeler existent parfaitement pour ce qui regarde le cœur.

Pourquoi donc serait-on plus exclusif dans l'interprétation du rhythme respiratoire que dans celle du rhythme cardiaque?

Pour appuyer notre manière de voir, et afin de montrer d'abord que le poumon est bien le point de départ d'actions réflexes du même ordre que celles dont nous avons à parler, nous nous appuierons sur la grande autorité de *Claude Bernard*.

A propos de la fonction glycogénique du foie, l'illustre professeur du Collége de France a émis cette idée que le sucre formé dans le foie et venant se mêler au sang est destiné en grande partie à être transformé dans le poumon. Nous n'avons pas à insister sur ce premier point en lui-même. Mais *Claude Bernard* dit en outre que la quantité de sucre contenu dans le sang de l'artère pulmonaire doit être dans de certaines proportions. Or, il admet précisément que le poumon,qui est l'organe dans lequel s'opère la transformation du sucre, est le point de départ de l'action réflexe qui réagit ensuite du bulbe sur les nerfs qui se rendent au foie pour provoquer cette production de matière glycogénique en quantité suffisante. Pour résumer en deux lignes l'opinion de Claude Bernard, nous dirons que le poumon est, par l'intermédiaire de cette action réflexe, le propre régulateur de la fonction glycogénique du foie ; c'est le poumon qui est chargé de demander, pour ainsi dire, au foie la quantité de matière glycogénique dont il a besoin pour accomplir ses fonctions.

Cette idée, qui repose sur des expériences, nous a permis de tirer pour le rhythme respiratoire des conclusions à peu près analogues.

Nous disons, à notre tour, que le *poumon est le propre régulateur de la quantité d'oxygène qui doit, pendant l'acte de la respiration, pénétrer dans la poitrine; et que c'est sous l'influence d'une action réflexe que ce fait se produit.* Nous ajouterons, pour compléter l'exposé de notre idée, que *cette action réflexe a pour point de départ essentiel l'état du sang contenu dans le poumon.*

Lorsque le sang, lancé par le cœur droit dans l'artère pulmonaire, est dans ses conditions normales, il a besoin d'échanger son acide carbonique contre une quantité donnée d'oxygène qui vient se fixer sur son hémoglobine. Le sang noir arrivant dans le poumon excite alors dans cet organe les filets nerveux centripètes (pneumogastrique). Cette excitation arrive au bulbe d'où part une excitation centrifuge des nerfs inspirateurs. Les muscles inspirateurs agissent alors, et il se produit une inspiration capable de faire pénétrer dans les poumons la quantité d'air nécessaire au phénomène de l'hématose. Le rapport entre l'état du sang, le nombre et l'amplitude des mouvements respiratoires est donc constant. On sait que le nombre normal est de 16 respirations par minute ; les mouvements respiratoires sont alors parfaitement rhythmés, leur amplitude et leur durée sont presque invariables.

Mais il n'en est plus de même lorsque le sang n'offre plus sa composition normale. Le rhythme respiratoire change alors. (Nous ne parlons pas, bien entendu, des cas dans lesquels il y a des altérations matérielles du poumon ou des plèvres qui s'accompagnent de dyspnée ; ces faits ne doivent pas nous occuper ici.)

Je suppose, en effet, que le nombre des globules sanguins soit diminué de moitié, ou que, pour une cause ou une autre, leur capacité d'absorption pour l'oxygène diminue de moitié ; le sang ainsi altéré déterminera une action réflexe en vertu de laquelle les mouvements respiratoires seront rhythmés de façon à faire compensation ; il y en aura, par exemple, 22 par minute au lieu de 16, chiffre normal.

Ainsi, voici le rhythme changé, mais j'ai supposé qu'il était resté régulier.

Comment peut-il devenir intermittent? Pourquoi l'action réflexe du besoin de respirer qui existe pour nous dans le poumon peut-elle être suspendue par moments ? En un mot, comment comprendre l'apnée par suite des explications précédentes ?

Nous avons vu plus haut que l'on provoquait sur soi-même l'apnée après que l'on avait fait une série de grandes inspirations. Le résultat immédiat est la suroxygénation du sang. Or, mettons de côté pour l'instant l'influence directe de ce sang sur le centre nerveux respiratoire.

Il nous est permis de penser que l'action réflexe du besoin de respirer ne se produit pas lorsque le sang contient sa quantité normale d'oxygène, et que de plus (et c'est là le point sur lequel nous appelons l'attention), *lorsqu'il y a suroxygénation du sang, cette action réflexe est retardée.* Il se produit donc alors un temps d'arrêt de la respiration qui n'a plus besoin de se produire, et la durée de cet arrêt respiratoire, de *cette apnée, en un mot, est subordonnée à la quantité d'oxygène qui est en surcharge dans le sang.*

Il se fait, en quelque sorte, une réserve d'oxygène qui permet de ne pas respirer pendant quelques instants. Pour peu que, à la suite de la pause respiratoire, on fasse de nouveau une série de grandes inspirations, on comprend facilement qu'une nouvelle apnée se produira consécutivement et ainsi de suite. En somme, je crois que le poumon ne respire que lorsque le sang qu'il contient a besoin d'oxygène ; je crois de plus que ce sang ne détermine l'action réflexe, dont nous avons parlé, que quand il ne contient plus d'oxygène. L'action réflexe du besoin de respirer est donc sous la dépendance de la qualité du sang.

C'est également par suite de la suroxygénation du sang que l'apnée peut se produire à la suite de la trachéotomie expérimentale dont nous avons déjà parlé. En effet, dans tous ces cas, aussitôt après l'ouverture de la trachée, l'animal inspire une certaine quantité d'air, mais cet air est froid, il détermine donc dès son arrivée, au contact de la muqueuse des voies respiratoires, une excitation toute mécanique qui provoque de grandes inspirations. De là résulte, nécessairement, une suroxygénation du sang suivie bientôt d'une apnée que nous expliquerons en partie par le mécanisme indiqué ci-dessus.

Mais ici intervient une autre cause ; l'influence de cet air froid doit déterminer *un spasme des vaisseaux du poumon.* Ce spasme diminue de champ de l'hématose, et la dyspnée augmente ; nous n'avons pas besoin d'insister sur ce point. Or, peut-on penser qu'un animal soumis à une dyspnée aussi forte, puisse matériellement rester longtemps sous le coup de cette fatigue énorme qui résulterait de cette respiration exagérée ? Nous croyons qu'après un certain nombre de ces grandes inspirations, *l'animal cesse de respirer non-seulement parce que son sang est surabondamment oxygéné, mais encore parce qu'il a besoin de repos.* Cet ensemble de phénomènes se reproduisant successivement, on voit survenir *l'apnée intermittente* et souvent à intervalles réguliers.

Appliquons maintenant toutes ces données aux faits pathologiques et en particulier au mode *respiratoire de Cheyne-Stokes dans l'urémie.*

Nous savons que dans cette affection, le sang est altéré, nous savons en outre quelle est la nature de cette altération; nous avons vu enfin qu'il se produisait dans cet état morbide un spasme vasculaire très-évident. Or, dans l'urémie, le sang présente une grande diminution de nombre des globules sanguins, il amène fatalement par conséquent une *dyspnée de compensation*, si l'on peut dire ainsi. En outre, l'état particulier du sang détermine le spasme vasculaire qui lui aussi est une cause d'augmentation de la dyspnée. Mais, ainsi que nous l'avons vu, cette dyspnée ne peut se prolonger, elle est suivie d'un repos absolument nécessaire; le spasme lui non plus ne dure pas d'une manière permanente, car c'est là le caractère propre des spasmes en général, d'être intermittents; il cesse donc à un certain moment. Or, si l'on veut bien se reporter aux expériences page [54 et suivantes, on verra que très-souvent la pause respiratoire est immédiatement précédée par une énorme inspiration. Je crois que cette dernière inspiration vient permettre à la respiration de prendre un repos nécessaire de quelques instants, en accumulant sur le sang contenu dans le poumon une certaine quantité d'oxygène qui permet alors ainsi au besoin de respirer de ne pas se manifester pendant un certain temps. Quelques secondes après, quelquefois une minute, un nouveau besoin de respirer se produit, la dyspnée reprend par le mécanisme précédent, et cette dyspnée ne tarde pas elle-même à laisser la place à une nouvelle pause respiratoire, et ainsi de suite.

Nous avons terminé maintenant notre étude de la respiration de Cheyne-Stokes ; nous avons montré comment nous comprenions la pathogénie de ce mode respiratoire en faisant jouer un rôle à la fois *au système nerveux et au poumon*, par l'intermédiaire de l'état du liquide sanguin.

Nous n'avons pas la prétention d'avoir épuisé le sujet et d'avoit tout dit et tout fait sur cette matière; nous nous estimerons très-heureux si nos recherches et nos expériences ont pu jeter un certain jour sur cette question délicate et complexe qui a donné lieu jusqu'à présent à tant de discussions, et si l'on veut bien prendre en considération le mode d'interprétation auquel notre étude nous a fait nous arrêter.

RÉSUMÉ ET CONCLUSIONS.

Chapitre I.

1° Dans le mal de Bright, les globules rouges sont diminués de nombre, plus ou moins suivant les cas, et suivant la période de la maladie ; ils sont très-résistants, paralysés ; leur capacité d'absorption pour l'oxygène est très-diminuée ; le nombre des globules blancs est augmenté.

2° Ces altérations résultent de l'action sur les globules sanguins des matières extractives retenues dans le sang, ou du carbonate d'ammoniaque.

3° L'urée, par elle-même, ne détermine aucune altération du sang. Le carbonate d'ammoniaque et la créatine agissent sur le sang en diminuant le nombre des globules sanguins ; ils les paralysent ; enfin, ils leur font perdre leur faculté d'absorption pour l'oxygène.

Ces altérations, reproduites expérimentalement, sont les mêmes que celles que nous avons constatées cliniquement.

4° Dans mes expériences, j'ai remarqué que les principes qui, seuls, amenaient une altération du sang, étaient aussi les seuls qui déterminaient des troubles fonctionnels. L'urée ne modifie ni le sang ni l'état général de l'animal en expérience.

5° L'intensité des troubles fonctionnels est en rapport avec le degré et la rapidité d'altération du sang. Le carbonate d'ammoniaque détruit très-rapidement les globules sanguins et détermine des troubles très-intenses. L'action de la créatine sur le sang est moins prononcée, moins rapide, et les accidents qu'elle engendre sont également moins accentués.

6° Les accidents urémiques reconnaissent pour point de départ ces altérations du sang.

Chapitre II.

1° Dans l'urémie, la respiration prend le caractère dyspnéique parce que le nombre des globules rouges étant diminué, la respiration supplée par sa fréquence à l'aglobulie qui existe dans ces cas. On peut dire que l'accélération des mouvements respiratoires est en raison directe de la diminution du nombre des globules sanguins.

2° A cette insuffisance du nombre des globules comme cause de dyspnée, vient s'ajouter l'état des globules eux-mêmes qui sont en partie paralysés et ont perdu leur faculté d'absorption pour l'oxygène d'une façon très-notable.

3° Le sang ainsi modifié paraît avoir une autre action non moins importante, celle de déterminer facilement le *spasme vasculaire*. Ce spasme vasculaire me paraît agir dans le même sens que les altérations précédentes : en effet, le spasme des vaisseaux du poumon diminue évidemment le champ de l'hématose, et par conséquent exagère la dyspnée.

4° La dyspnée diminue ou disparaît lorsque le spasme cesse et lorsque, sous l'influence d'un traitement approprié, le sang est débarrassé d'une partie des principes toxiques qui concourent à l'altérer.

5° Les troubles cérébraux paraissent pouvoir être expliqués de la même façon.

6° En un mot, les accidents dyspnéiques me paraissent pouvoir être comparés à ceux que l'on observe dans certains cas d'anémie plus ou moins rapide, et je compare volontiers les troubles dus au carbonate d'ammoniaque à ceux que détermine une hémorrhagie très-abondante, et les troubles dus à la créatine à ceux qui dépendent de pertes de sang réitérées, mais peu abondantes.

7° C'est le spasme vasculaire qui doit être mis en cause au moment des exacerbations.

8° Certaines ulcérations ou éruptions cutanées (ecthyma) que l'on constate dans le cours du mal de Bright sont dus au défaut d'oxygénation du sang.

CHAPITRE III.

1° La respiration de Cheyne-Stokes est assez fréquente dans le cours de la néphrite interstitielle. Ce rhythme respiratoire, appelé aussi dyspnée intermittente, est une des formes de la dyspnée urémique. Elle reconnait pour cause, d'une manière générale, les altérations du sang qui nous ont servi à expliquer la dyspnée continue.

2° Ce rhythme respiratoire s'est produit dans presque tous les cas où nous avons expérimenté sur des chiens le carbonate d'ammoniaque et la créatine.

3° On observe deux types cliniques de ce mode respiratoire dans l'urémie. Dans le premier type il y a, au moment des accès, une dyspnée très-violente avec agitaton extrême ; dans le second type, le rhythme respiratoire est seulement modifié, mais ne présente pas de dyspnée ni d'agitation excessive, comme dans le premier. Ces deux formes se reproduisent facilement expérimentalement, la première à la suite des injections de carbonate d'ammoniaque, la seconde, à la suite des injections de créatine.

Afin de concevoir la raison de ce rhythme respiratoire dans l'urémie, j'ai reproduit le phénomène dans une série d'expériences plus simples à interpréter et dont voici les conclusions :

4° L'arrêt respiratoire survient lorsque l'oxygénation du

sang est suffisante et que, par conséquent, il n'est pas besoin à la respiration de se produire.

5° La reprise de la respiration s'effectue quand l'oxygène n'est plus en quantité suffisante; alors la respiration reprend d'abord, au moyen d'une grande inspiration suivie de plusieurs inspirations de moins en moins fortes, à la suite desquelles, le sang étant suffisamment oxygéné, la respiration s'arrête de nouveau et ainsi de suite.

6° Le début du rhythme de Cheyne-Stokes est une série de grandes inspirations qui déterminent bientôt, d'abord une *suroxygénation du sang* qui, au bout de quelques instants, rend la respiration inutile, ensuite *une fatigue musculaire* qui nécessite un repos de compensation.

Ces faits sont nettement prouvés par l'expérience dans laquelle le phénomène de Cheyne se produit après la *trachéotomie.*

7° Ces alternatives de pauses et de reprises respiratoires se font sous l'influence de l'action directe du *sang oxygéné* ou non *sur le bulbe* et aussi *sous l'influence d'une action réflexe ayant son point de départ dans le poumon.*

Je pense que le poumon est le propre régulateur de la quantité d'oxygène qui doit pénétrer dans la poitrine, et que c'est, sous l'influence d'une action réflexe que ce fait se produit; j'ajoute que cette action réflexe a pour point de départ essentiel l'état du sang contenu dans le poumon.

8° *Dans l'urémie*, la période de reprise respiratoire ou dyspnéique est due, non-seulement au besoin d'oxygène, mais encore au spasme vasculaire qui diminue le champ de l'hématose. Au bout de quelques instants, le spasme cesse, le sang est suffisamment oxygéné, le besoin de repos, lui aussi, devient nécessaire, la pause se produit alors et ainsi de suite.

A. Parent, imprimeur de la Faculté de Médecine, rue M.-le-Prince, 31.